サイエンス㊣超簡潔講座

うつ病

メアリー・ジェーン・タッキ＆ジャン・スコット＝著
稲田 健＝監訳　大庭有美・林カオリ＝訳

NEWTON PRESS

Depression: A Very Short Introduction was originally published in English in 2017. This translation is published by arrangement with Oxford University Press. NEWTON PRESS is solely responsible for this translation from the original work and Oxford University Press shall have no liability for any errors, omissions or inaccuracies or ambiguities in such translation or for any losses caused by reliance thereon.

ジョーンとドロシーへ
——私たちの素晴らしい母たち

目次

はじめに

現在、うつ病は先進国で最も一般的な精神疾患である。特に就労年齢の成人に影響を及ぼすため、臨床症状が出て日常生活に支障を与えるだけにとどまらず、経済的・社会的損失にもつながる。うつ病が個人や社会に実際に影響を及ぼすことはすでに立証されているにもかかわらず、うつ病というテーマ全体がいまだ論争の渦中にある。その理由の一つに、うつ病という概念が人それぞれで異なるという点が挙げられる。多くの人が、うつ病状態は偽りではないと認める一方で、それが「感情や気分の状態としてのうつ（落胆や悲しみなど）」なのか、「個人の（悲観的な）人格としてのうつ」なのか、または「精神障害（睡眠、集中力、食欲、エネルギー障害などの症状を伴う悲しみ）としてのうつ」なのか、区別をつけることに難儀している。「臨床的うつ病」という考えを受け入れる人たちもおり、うつ病を心の問題——すなわち人間が世界や自分の経験を意識し、考え、感じることを可能にする人間の一つの要素の問題——とみなしている。心に焦点を当てる人たちは、うつ病の生物学的な原因を受け入れないことが多い。一方で、うつ病が人生の出来事に対する「もっともな反応」であると捉える人たちは、うつ病は「自然に治るもの」、または「心理的・社会的介入によってのみ治療されるべきもの」だと考えている。なかには、うつ病は現代社会がつくり上げたものであるとして、「医療化」の台頭を非難する人もおり、抗うつ薬などの使用を促す人たちは製薬業界などの特定の組織と共謀関係にあると主張する。

このような異なる視点を理解するために、本書ではうつ病の概念とその治療法の進化について論じ、いくつかの論議をあらためつつ、今後の研究の方向性を検討していく。私たちが歩んできた道のりを理解するために、最初にいくつか見解を述べておこう。たとえば、depression（うつ病）という用語は、ラテン語の de（down from＝下から）と premere（to press＝押す）に由来しており、deprimere は「押しつぶす」という意味に訳される。この言葉はコミュニティで治療を必要とした人が経験した精神状態を表しており、十九世紀から二十世紀にかけて広く受け入れられ、使われるようになった。しかし、depression という言葉が一般的に使われる以前は、melancholia（メランコリア）という言葉が使われていた。厳密にいえば、メランコリアは身体症状とともに、時には幻覚や妄想も伴うような、より極端なレベルのうつ病の特徴をもつ精神状態を指している。十九世紀には、メランコリアという用語の使用はさらに限定的となり、収容所のような昔の精神病院での治療が必要な重度のうつ病患者に使用された。

この概念の進化を念頭に入れて、こうした異なる見解がうつ病の原因説や治療法に影響を与えてきたということを読者には理解してもらいたい。また、エミール・クレペリンやジークムント・フロイトなどの近代精神医学の父と呼ばれる人たちがうつ病をどのように理解していたかという点についても、あらかじめ見ておこう。彼らの意見は影響力があるだけでなく、物議を醸すものとみなされてきた。

こうした取り組みを通じ、精神障害の分類が国際的にどう発展してきたのかを理解していただければ幸いである。私たちが提供する予備知識は、臨床的うつ病と人が普通に経験する悲しみ、躁うつ病（双極性障害とも呼ばれる）・統合失調症（精神病性障害とも呼ばれる）などの重度の精神障害を区別しようとする際のヒントとなるものだ。また、医学で広く受け入れられている、境界線を引きながら診断カテゴリーをつくるという方法が、精神医学では蔑視されがちであることも浮き彫りにしている。このようなダブルスタンダードが生じた理由を考察したのち、うつ病の原因にまつわる理論やメランコリアの昔ながらの治療法から、いかにして現代的なうつ病・躁うつ病の治療法へと進化していったのかについて説明する。

他の章では、どのような治療法やセラピーがうつ病に効果があるのかという現在の論争の一部を検証し、将来的な研究にもいくつか見解を示している。最後に、社会のなかでのうつ病の世界的負担と経済的意味を説明し、また、スティグマや気分障害を経験する人はほかの人たちよりも創造的な傾向をもつのか？というような話題についても考察したい。

地球上で最も一般的な精神疾患の問題をコンパクトにまとめるのは大変な作業であった。本書では、難解だが興味をそそると感じたトピック（「うつ病は存在するのか？」など）、目が離せない話題（「どうすれば自殺を防げるのか？」など）、そして今後数年のうちに話題になりそうなテーマ（「心理療法は脳の機能を変えるのか？」など）をいくつか取り上げている。これらのトピックを限られた語数で正確に説明するのは難しく、もっと詳しく知りたかった話題が取り上げられていないということも多々あるかもしれない。そうしたトピックの多くは検討の対象に上がっていたか、実際に初期の草稿に含まれていた可能性が高いが、もしご自身にとって重要な内容が割愛されているなら、お詫びするしかない。

本書の購入を考えている人のために、この本に含まれていない内容も明示しておくのが賢明だろう。私たちは患者向けのガイド本を書いたのではない。そのため、この本を読んだだけではご自身がうつ病か一種の気分障害なのかを判断することはできないだろう。現在うつ病の人や過去にうつ病を経験した人が、脳内の化学的不均衡によってうつ病が引き起こされたのか、人生の出来事や別の要因が組み合わさって引き起こされたのかを判断するにも、この本は役立たないだろう。私たちの目的はそこではない。治療マニュアルでもなく、どのような治療がどのような人に適しているかを議論することもしていない。さらに重要なのは、本書は自己啓発本ではないということだ。最後に、本書はすべての理論や利用可能な治療法、そしてうつ病のあらゆる側面を網羅するものではないので、教科書の代わりにはならない。タイトルからも連想できるように、これは非常に短くまとめられた入門書であり、複雑で挑戦的なトピックの選択的なレビューなのである。

1

メランコリア小史

古代、落胆を特徴とする気分障害を、depressionではなく、melancholia（メランコリア）という言葉で表していた。メランコリアという言葉の起源は、おそらくギリシャとメソポタミアの古代文明にあると考えられている。そのため、まずは古代から十九世紀頃まで影響力をもっていたメランコリアの記述とその原因説を取り上げる。より詳細な内容は、スタンレー・ジャクソンの『*Melancholia and Depression*（メランコリアとうつ病）』や、ジャーマン・ベリオスの『*The History of Mental Symptoms*（精神症状の歴史）』の関連章など、このテーマに関連する優れた教科書を参考にするとよいだろう。

黒胆汁からストア派哲学者まで

メランコリアを特定の病気として最初に記述に残したのは、おそらく医学の父と呼ばれる紀元前四世紀のギリシャの医師ヒポクラテスであり、落胆、食物嫌悪、不眠、過敏性、落ち着きのなさがメランコリアの特徴であると述べている。彼は四体液説理論を用いて、メランコリアは身体的な原因による病気であると示唆し、超自然的な力が原因であるとする原始的な理論とは一線を画していた。四体液説の理論を提唱する者は多かったが、特に黒胆という概念を導入したのがヒポクラテスであった。

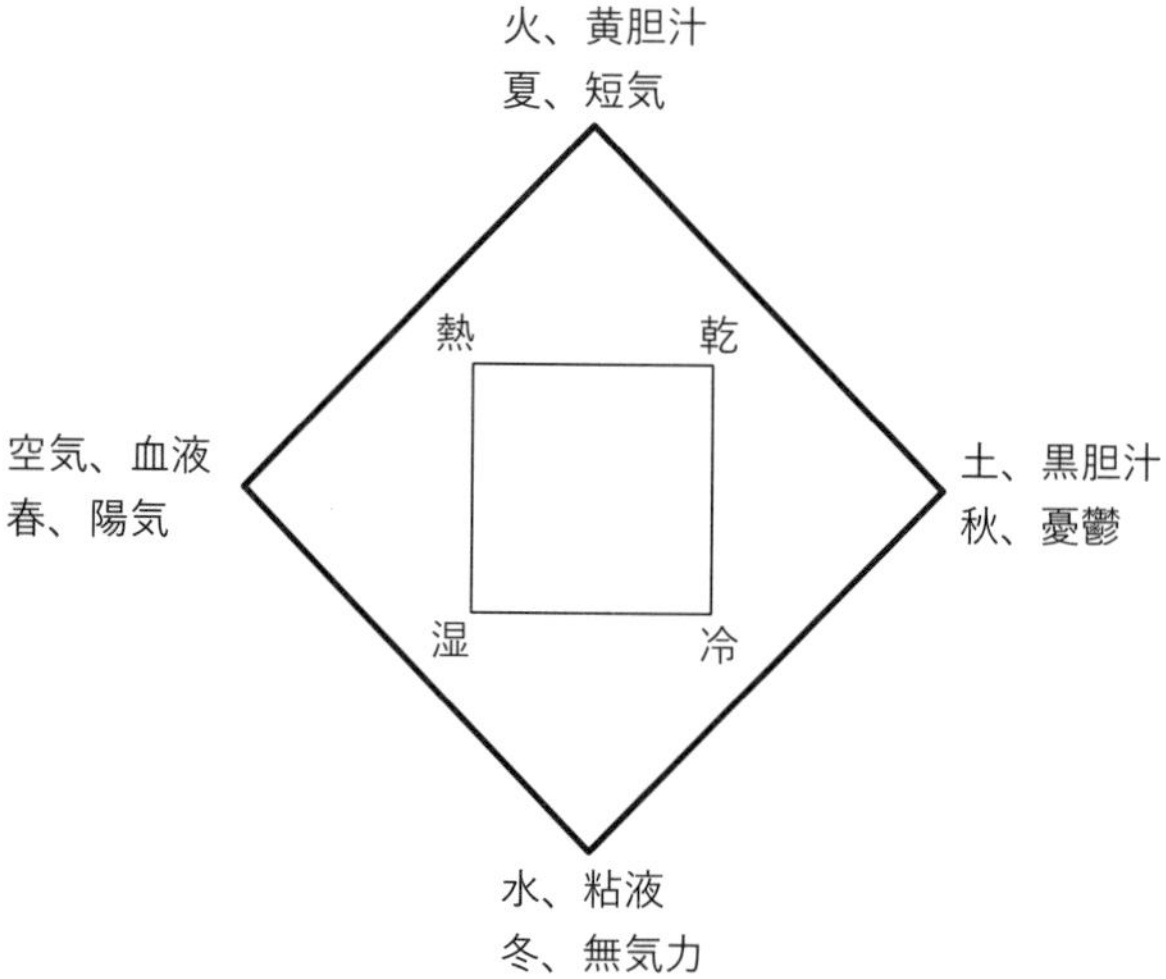

図1　四体液とその関係性

ヒポクラテスは著書『*The Nature of Man*（人間の本性）』で、黒胆汁、黄胆汁、粘液、血液という人の体内にある四つの体液について述べており、すべての体液が均衡しているときは健康で、そのバランスが崩れると病気になると考えていた。また、体液は空気、水、土、火の四つの要素と結びついていると示唆していた（図1）。メランコリアは過剰な黒胆汁が原因で引き起こされ、秋や寒さ、乾燥に関連するとされた。また、異常な興奮や過剰活動時期があることが特徴の躁病に似た状態は、夏の暖かく乾燥した空気と黄胆汁の過剰に関係するとした。治療する際は、体液のバランスを取り戻すことを目標とするべきだとし、嘔吐や瀉血《しゃけつ》などをしばしば治療に用いていた。

ヒポクラテスの説は、紀元前三世紀にギリシャの哲学者アリストテレスとその信者による『*Problemata*（プロブレマータ）』と題した書により、さらに発展を見せた。これによると、胆汁の温度が最も重要な要因であり、温度が冷たすぎる場合は「根拠のない落胆」を引き起こすとしていた。アリストテレスは、胆汁のバランスが深刻でない場合は、病気ではなく、抑うつ気質を引き起こすと示唆している。こうした人格と精神障害の一連性に触れた記述はプラトンの普遍性に関する著書以来のものであり、貴重な試みの一つだった。また、アリストテレスは、抑うつ気質が創造性や知性と関連している可能性を示した最初の一人であり、哲学者、政治家、芸術家、作家などにその気質が多く見られると述べている。一世紀には、メランコリアの理論と治療法がさらに発展した。たとえば、躁病とメランコリアは理性の喪失に関連づけられる慢性疾患であると認識した最初の医師の一人に、エフェソスのソラヌスがいる。彼は、身体の健康を回復する治療は精神の健康も回復するという考えを広め、水の滴《したた》る音で睡眠を誘発するといった心理的介入も治療に有効だろうと述べた。

エフェソスのルフスは、ほぼ同時期にメランコリックと呼ばれる人は、悲しげで陰気でおびえており、また疑い深く、病を発症している間は外観にも変化があると記した。そのメランコリアの記述は、その後何世紀にもわたって影響力をもつことになった。またルフスは、メランコリアには先天的なものと後天的なものがあると示唆し、メランコリアはいくつかの異なる過程がもたらした最終的な結末であり、複数の原因があるという考えを初めて説いた。歴史上、彼の名は神聖な治療法と関連づけられ、メランコリアを予防するとされるハーブの混合物の名にもなっている。

ペルガモンのガレノス（一～二世紀）はギリシャで最も有名な医師の一人である。マルクス・アウレリウスの主治医でもあったガレノスは、ローマ医学に影響を与える重要人物だった。彼が現れるまで、ローマ社会ではメランコリアは神からの罰だと考えられることが多かった。ガレノスは、著書『*On the Affected Parts*（患部について）』のなかで、メランコリアに見られるさまざまなサブタイプは異なる体液異常により引き起こされ、多血質、粘液質、黒胆汁質、胆汁質など、性格の違いも体液に関連しているという詳細な学説を打ち出した。これは、性格や気質のせいで精神症状を発症することがあるとした最古の記述である。ガレノスは、メランコリアが脳疾患の亜型と考えられる場合、治療法に瀉血を用い、（血液や胃など）由来が異なる場合は、入浴や休息、バランスのとれた食事をとることも治療に含める必要があるとした。ルフスと同様、ガレノスはテリアカ（解毒薬と訳されることもある）という治療薬を生み出した。

その後、何世紀にもわたり、さまざまな文化において、メランコリアは体液性不平衡が原因であるという考えが一般的に受け入れられてきた。たとえば、イブン・スィーナーの名でも知られるアラビアの医師アヴィケンナ（ラテン語の名前）は、世に大きな影響を与えた著書『*Canon of Medicine*（医学典範）』のなかで、メランコリアと四体液について書いている。彼は、身体と精神の両方がメランコリアの影響を受けていると述べ、その治療法として説得力のある話し方をすることを挙げている。一部では、これが認知行動療法の前身ではないかといわれている。

この時代は、問題の性質とその治療法に関する見解にさらなる発展が見られた。たとえば、カッパドキアのアレタイオスは、周期的に症状が出るというメランコリアの性質を重視し、躁病と関連する可能性を示した。トラレスのアレキサンダー（五二五〜六〇五年）なども同様の見解を示したが、「躁病の臨床医」と呼ばれたアレタイオスは、躁とは騒動、興奮、陽気さを特徴とした状態であると説いている。アレタイオスは、いくつかのケースでは、死別などの外的な出来事によってメランコリアが引き起こされる可能性があるとし、症状を緩和するにはブラックベリーやリーキ（西洋ネギ）を食べること、症状について語ることのほか、愛（彼は「医師の愛」と呼んでいる）が役立つとしている。

これが記された時代、医学と哲学はパラレルワールドにあり、相互作用により生まれてくるアイデアは限られていた。医師による文献のほとんどはメランコリアに焦点を当てるものであったが、当時の哲学者によって落胆や悲しみなどの人間の感情に関する見解も記録されていた。たとえば、一世紀のストア派の哲学者エピクテトスは、「男性を動揺させるのは、事柄そのものではなく、その事柄に関する考え方である」と書いている。現代の精神医学において、ストア派はストレス脆弱性モデルの議論を多く引用し、喪失や人間関係の破局など、人生の同じ出来事が、ある人には臨床的なうつ病へとつながるのに、なぜ別の人ではそうならないのかというような基本的な洞察を与えている。

中世のメランコリア

西暦五〇〇年頃から、精神疾患は身体疾患と同様の原因があるため医師が治療すべきものであるという考え方から、精神疾患は不道徳や罪、悪の兆候であるという考えへと大きく変化した。キリスト教が社会の秩序を支配し、その時代の反科学やメランコリアの原因説を変遷させただけでなく、適切な介入法に対する考え方にも宗教的教義が及び、臨床医ではなく、聖職者の責務として介入するべきであるとされたのだ。

ビンゲンのヒルデガルト（一〇九八～一一七九年）の話のように、古典的な記述にはこのような見解が多く見られると、ジェニファー・ラッデンは著書『*The Nature of Melancholy*

（メランコリーの性質）』に記録している。ヒルデガルトは、メランコリアの体液理論に基づいて描かれた『*Book of Holistic Healings*（ホリスティック・ヒーリングの本）』を書いたドイツの修道女であり、のちに黒胆汁がこの世に存在するようになったのは原罪が原因であると唱えている。理性を喪失したような精神状態は、すべて神からの罰の証であるという見方は、当時影響力をもっていたほかの人物たちも公言しており、メランコリアはキリスト教の信仰と道徳に盾突くものとみなされていた。そのため、被害者は必然的に悪霊とみなされ、多くのメランコリックが魔女として火あぶりの刑に処された。一四八六年には、カトリック教会の有名な異端審問官ハインリヒ・クラーマーにより、インノケンティウス八世のために、魔女狩りのマニュアルである『*Malleus Maleficarum*（魔女に与える鉄槌）』が書かれた（図2）。驚くべきことに、この文献はその後二〇〇年の間に16回以上も改訂・再版され、ルネサンスの初期までヨーロッパ全土に影響を与え続けた。

ヨーロッパのいくつかのグループが、精神障害は悪の証拠である、または悪魔に憑《と》りつかれているという考えを否定していたことは注目に値する。たとえばサトゥルヌス派は、メランコリアは天の影響によって引き起こされるもので、特に社会で最も才能のある創造的なメンバーを悩ませていると考えた。そのため彼らは、メランコリアは称賛されるべき経験であると信じていた。サトゥルヌス派のリーダーとみなされている人物、マルシリオ・

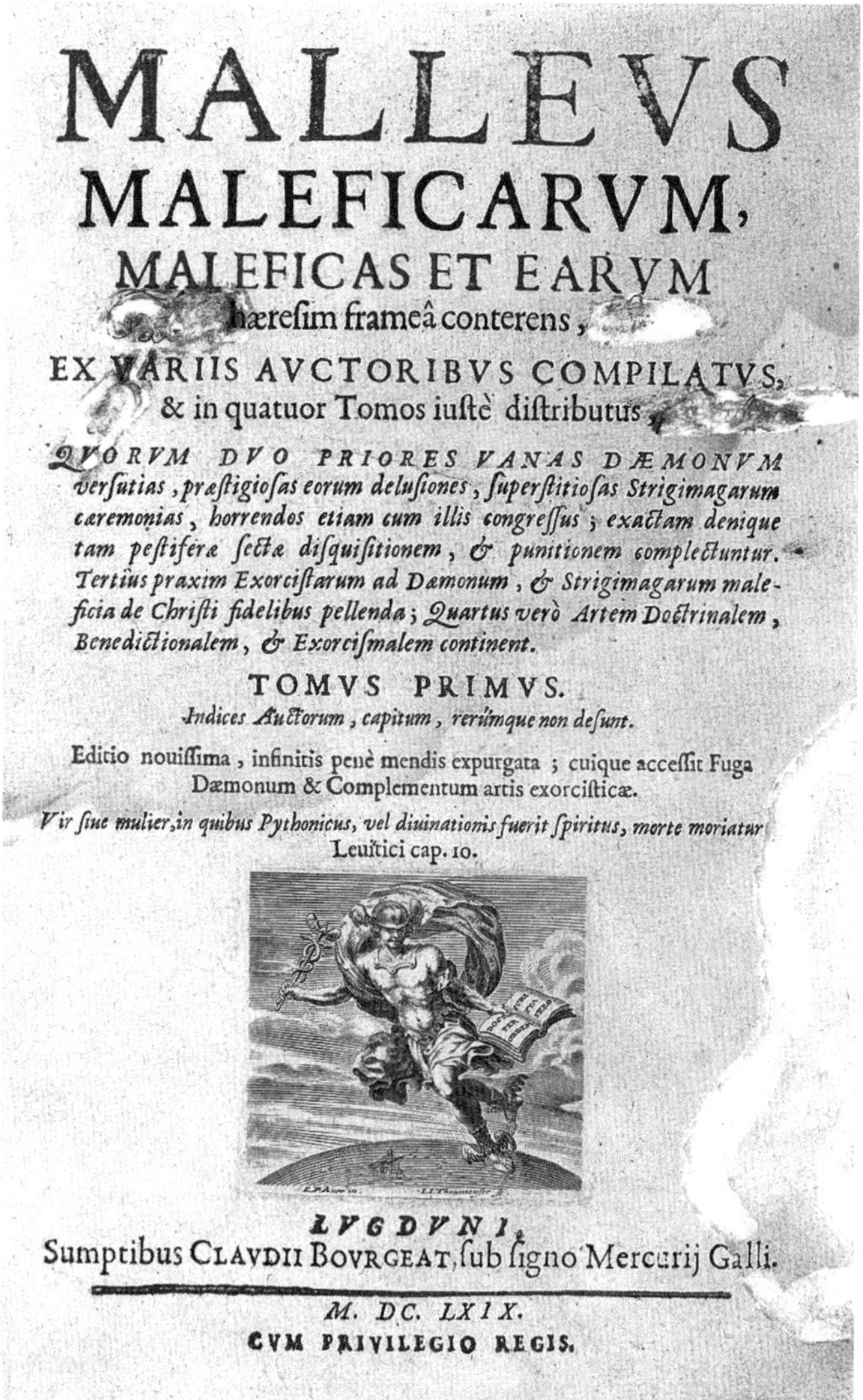

MALLEVS
MALEFICARVM,
MALEFICAS ET EARVM
hæreſim frameâ conterens,
EX VARIIS AVCTORIBVS COMPILATVS,
& in quatuor Tomos iuſtè diſtributus,

QVORVM DVO PRIORES VANAS DÆMONVM verſutias, præſtigioſas eorum deluſiones, ſuperſtitioſas Strigimagarum cæremonias, horrendos etiam cum illis congreſſus; exactam denique tam peſtiferæ ſectæ diſquiſitionem, & punitionem complectuntur. Tertius praxim Exorciſtarum ad Dæmonum, & Strigimagarum maleficia de Chriſti fidelibus pellenda; Quartus verò Artem Doctrinalem, Benedictionalem, & Exorciſmalem continent.

TOMVS PRIMVS.

Indices Auctorum, capitum, rerûmque non deſunt.

Editio nouiſſima, infinitis penè mendis expurgata; cuique acceſſit Fuga Dæmonum & Complementum artis exorciſticæ.

Vir ſiue mulier, in quibus Pythonicus, vel diuinationis fuerit ſpiritus, morte moriatur.
Leuitici cap. 10.

LVGDVNI,
Sumptibus CLAVDII BOVRGEAT, ſub ſigno Mercurij Galli.

M. DC. LXIX.
CVM PRIVILEGIO REGIS.

図2　『*Malleus Maleficarum*（魔女に与える鉄槌）』の表紙

フィチーノ（一四三三～一四九九年）はイタリアで生まれ、哲学と医学の教育を受けており、自らメランコリアの病歴がある。フィチーノは運動や代替食、音楽などを治療法として提唱した。また彼は、占星図が性格を決めると信じており、メランコリアは土星に関連しており、知性とつながっているというアリストテレスの考えも支持していた。

中世の歴史的記述では、社会のあらゆる階級や集団において、メランコリアの人に対して否定的かつ敵対的な反応があったことに焦点を当てている。しかし、このような姿勢がすべての文化に共通していたわけではないということを強調しておくべきだろう。そうした否定的な考えはヨーロッパ発祥の文学によって強調され、のちに新世界にまで広がったが、他の文化や宗教で表現されている多様な見解を含むものではない（参考1）。これらの見解や姿勢を細かく見ることはしないが、簡単な概要を提示するので、文化の違いを認識してもらえればと思う。

悟りの時代から近代精神医学の誕生まで

一五〇〇年代以降になると、メランコリアに対する新しい考え方が登場する。ジョアン・

参考1　文化の違いによるメランコリアの見方

イスラム教……預言者ムハンマドの教えでは、精神疾患をもつ者は神に愛されており、人道的に扱われ、社会でケアされるべきだとされた。メランコリアのような病気は超自然的な介入の兆候であり、穏やかで安らかな環境を与えることが重要であると考えられていた。こうした点が、この文化が最初に精神病院をつくったといわれる理由である。

アーユルヴェーダ……古代ヒンドゥー教の聖典であるラーマーヤナとマハーバーラタには、うつ病についての記述がある。アーユルヴェーダはインドの医学のシステムで、最初に記述されたのは一～二世紀であった。アーユルヴェーダにはドーシャとも呼ばれる三つの体液、ヴァータ、ピッタ、カパがあり、これらが相互に乱れると病気になるとされ（体液性理論に似ている）、今も昔も、うつ病はどのドーシャが優勢かによって分類されている。ヴァータのうつ病は、不安、罪悪感、不眠が特徴で、動揺体験によって引き起こされることがある。ピッタのうつ病は、イライラ、自尊心の低さ、自殺願望などがあり、過労や日照不足と関連していることがある。そしてカパのうつ病は、過度の睡眠、過食、無気力などに現れ、刺激不足が原因で起こることがある。

ユダヤ教……古代ユダヤ教では、精神疾患を悪魔に取り憑かれたものとみなし、伝統を守らなかったことに対する神からの罰と考えられていた。精神疾患に苦しんでいる人たちは、おおむねよい扱いを受けていたが、法律により社会上の責任は軽減されていた。

中国の伝統医学……伝統的な中国医学によると、うつ病は内臓とそれをつなぐ経絡の閉塞が原因であり、いろいろな場所への気（エネルギー）の流れを制限し、停滞を引き起こすといわれている。治療には鍼治療、運動のほか、セアリック（古代療法）にやや類似した「ムードスムーズ」と呼ばれる中国特有のハーブ混合物が使用される。

ルイス・ビブス（一四九二～一五四〇年）は、精神疾患をもつ人は、社会から軽蔑されるのではなく、尊重した扱いを受けるべきだと述べた。同様に、ヨハン・ヴェイヤー（一五一五～一五八八年）は、個人が「無秩序な想像力」によって、罰せられたり非難されたりしてはならないと述べ、患者と医師が治療関係を築くことが重要だとした。この考えは現在でも支持されている。

ルネサンス期の最も有名な文献は、おそらく『*The Anatomy of Melancholy*（憂うつの解剖学)』だろう。正式名称は、『*The Anatomy of Melancholy, What it is: With all the Kinds, Causes, Symptomes, Prognostickes, and Several Cures of it. In Three Maine Partitions with their Several Sections, Members, and Subsections. Philosophically, Medicinally, Historically, Opened and Cut Up.*(憂うつの解剖学、それが何であるか:すべての種類、原因、症状、予後、およびいくつかの治療法。章、節、項を含む三部構成。哲学的に、医学的に、歴史的に、切り開く)』。オックスフォードの学者ロバート・バートンによって書かれ、一六二一年に初めて出版された。ややエキセントリックではあるが(架空のギリシャの哲学者デモクリタス・ジュニアの語りという設定で書かれている)、メランコリアの全側面を詳細に説明している文献である。バートンの著書は医学的な論文と思われがちだが、実際には哲学、心理学、生理学、悪魔学、宇宙論、気象学などの観点を取り入れ、憂うつについてのあらゆる考え方を示した歴史的概観であった。欠点だらけの本ではあるが、あらゆるタイプの憂うつ、物理的・心理的な原因の提案、そして祈りや健康的な生活、娯楽、友人との会話、浄化など古来の治療法を含むさまざまな潜在的な治療法について、最も広く引用されている歴史的な記録といえる。また興味深いことに、バートンはうつ病の自然療法として現代でも提案されている、セントジョーンズ・ワート(「金曜日の夜の木星の時間に収集された場合」)に対する最初の言及をしている。

十七世紀のもう一人の偉大な年代記編者は、英国の医師であり牧師でもあるリチャード・ネイピアだ。彼は２０００人以上の精神病患者を観察・記録し、これらの患者の20%が何らかの形のメランコリアを患っていると信じていた。ネイピアは、メランコリアという用語はより社会的階級の高い人のために使うべきであるという考えを支持し、同様の臨床的問題を抱えた貧しい患者にはより地位の低い「モピッシュ」という偏見的な診断を下した。障害に対するネイピアの社会的分類は、真のメランコリアは道徳的な優越感や知的能力と関連しているという仮説に影響を受けていたことを示している。実際、この時代には、メランコリアという気質と診断が、一部の人たちから求められていた。

トーマス・ウィリス（一六二一～一六七五年）もこの時代の重要な人物であり、メランコリアの原因を体液的なものではなく化学的なものと考えた最初の提唱者の一人として記憶されている。彼は、天候、過度の思考、運動不足などが体内の化学物質の乱れの原因であるとし、鉄分を含む温泉水などを使った治療法を提唱した。化学説の台頭は体液説の終焉を告げるものであった。しかし、人体の研究が急速に進展し、イギリスの医師ウィリアム・ハーヴェイが説いたように、循環器系に新たな理解が加えられ、化学的な理論は、身体的・精神的な病気のいわゆる機械的な理論にすぐに追い越されることになる。

機械的理論によると、メランコリアは、体内の血液、リンパ、動物の精気の流れが遅くなったり、停滞したりしたときに発症すると考えられていた。フレドリッチ・ホフマン（一六六〇～一七四二年）は、これを種類の異なる液体の不均衡によるものであると示唆し、またオランダの医師ヘルマン・ブールハーフェ（一六六八～一七三八年）などは、「油分と脂肪性のもの」によって血液が肥厚することを引き合いに出している。これに対して、ウィリアム・カレン（一七一〇～一七九〇年）は神経系に注目し、神経系で興奮性が低下して神経液の流れが乱れるとメランコリアが生じると唱えた。

　このようなメランコリアの原因説が展開されたほぼ同時期に、メランコリアは再発しやすく、躁病と関連している可能性があるという臨床医の報告が続出した。たとえば、スペインの医師アンドレス・ピケール・アルファートは、フェルディナンド六世を「情緒的で憂うつな躁病」と診断している。興味深いことに、彼の貢献は見落とされることがよくあったので、一八五四年には二人のフランス人精神科医が互いに似たような障害を数週間以内に説いている（ただし、ピケール・アルファートの一〇〇年後である）。ジュール・バイラガーはこれを「la folie a double form（二重形態の狂気）」、ジャン・ピエール・ファレは「la folie circulaire（円形の狂気）」と呼び、「この一連の躁病とメランコリアは連続性があり、ほぼ規則的に現れる」と記録している。

　十八世紀には、患者の見方や扱い方にも変化があった。文学、宗教、数学、医学を学んだフランスの精神科医フィリップ・ピネルは、最も著名な改革者の一人だった。ピネルは著書『*Traité médico-philosophique sur l'aliénation mentale*（精神的疎外に関する医療哲学）』のなかで、精神障害を躁病、メランコリア、認知症、知的症に分類し、躁病（高尚な自尊心と限りない力の自負を示すことが多い）とメランコリア（精神の抑圧、不安感、絶対的な絶望感を示すことが多い）は、同じ障害が異なる表現をとったものだと認識していた。またピネルは、これらの障害の潜在的な原因についての対話を発展させることにも貢献した。たとえば、メランコリアは家庭内の不幸や結婚の障害、さらには野心がかなわず失望した結果として発生する可能性があるとし、また個人の体質と経験したストレスの意味が組み合わさった結果として起こると述べた。これはストア派の哲学者たちの考えを反映するものである。

アメリカでは、アメリカ精神医学の父と呼ばれるベンジャミン・ラッシュ（一七四五～一八一三年）がフィラデルフィアで医師として働いていたとき、メランコリアについて独特でやや複雑な理論を展開し始めた。彼は、重症度の低い形態には「トリスティマニア」、重症度の高い形態には「アノメマニア」という造語を用いた。ラッシュは、脳内の血管の反応（彼が「病的興奮」と呼ぶ痙攣《けいれん》運動）がこれらの症状を引き起こしていると考え、患者を回転させることで炎症が軽減すると信じ、鎮静化椅子というものを考案した。この特殊な治療法は不快なうえに効果もなかったが、ラッシュが貧しい人々のための無料治療を提唱していたこともあり、現在でも臨床医として高く評価され、社会運動家としても名を知られている。

十八世紀後半から十九世紀初頭にかけても、メランコリアの生物学的または心理学的な原因についての議論は続いた。心理学的モデルでは、宗教的・道徳的な意味合いをまだ保持していた。たとえば、ドイツのPsychiker School（サイキカー学校。文字通り心理学的思考の学校を意味する）のメンバーであるヨハン・クリスチャン・ハインロート（一七七三～一八四三年）は、患者の罪こそが精神疾患の根源であると考えていた。対照的に、ヴィルヘルム・グリージンガー（一八一七～一八六八）は、「精神疾患は脳の体性疾患である」と述べている。彼は、それぞれの障害が単一の脳の障害の段階を表していると考え、「Einheitspsychose（単一精神病）」と呼ばれる概念を提唱した。一八四五年には『*Pathology and Therapy of the Nervous Diseases*（精神病の病理と治療）』を出版し、精神医学は医学の科学的専門分野であるという見解を示した。グリージンガーの精神病と精神医学に関する見解は、ドイツをはじめ世界中に影響を与え、今日まで続く論争を引き起こしている。

この章の最後では、現代にもその名が生き続けている人物を紹介する。有名な精神医療機関、モーズレイ病院の名の由来であるヘンリー・モーズレイ（一八三五～一九一八年）だ。彼は、心神喪失を感情的なものと観念的なものに分けることができると唱えた。これは、気分障害に関連した障害と妄想（精神病性障害）を特徴とする精神障害を区別する重要な考えである。また彼は、精神障害のなかには身体的なことに起因するものがあると信じていた。モーズレイは多くの点で、古代と現代の架け橋となっている。彼が精神科で活動していた頃には、うつ病（depression）という言葉がより頻繁に使われ、メランコリアという言葉は最重篤の場合にのみ使われるようになっていた。これは、メランコリアに関する医学的理論が、哲学者や心理学者、そしてフロイトによって記述された、悲しみや抑うつに関する考えと統合され始めた時代の幕開けであった。

2

現代のうつ病の診断と分類

メランコリア（うつ病のなかで最も重篤な種類）の初期観察では、うつ病が身体面または精神面に起因する可能性があることや、うつ病と躁病が同一人物内で異なる時期に発症する可能性があることが示された。うつ病の根本的な原因に関する見解は何世紀もの間に変化してきたが、睡眠障害や身体的な不定愁訴《しゅうそ》を伴う悲しみ、落胆などといった中心的な症状は驚くほど変わっていない。しかし、精神疾患は十八世紀と十九世紀においても概念は広いままで、「狂気」の兆候があれば精神病院へ入院させられたが、精神障害を区別・分類するための初歩的な試みをしたにすぎなかった。

二十世紀の変わり目になると大きな変化があった。重度の精神疾患（ますます精神病と呼ばれるようになった）といっても一様ではなく、このような「理性の喪失」は異なる形をとることもあると認識されていた。また、重度ではないが無力化された形態の精神障害（神経症と呼ばれることもある）について記述され、患者の多くに民間の外来治療を施そうとする動きがあった。こうした発展が現在のうつ病の考え方にどのような影響を与えたのかを見るために、エミール・クレペリンとジークムント・フロイトの貢献について簡単に振り返る。この二人の考え方は、前世紀で流行り廃《すた》りを繰り返してきたが、現在の専門家や臨床医、あるいはこの本の読者が、クレペリンやフロイトが提唱した見解に同意するか否かにかかわらず、彼らの理論がうつ病とその治療に対する私たちの理解に大きな影響を及ぼしたことは明らかである。

クレペリンと精神病の分類

一八五六年に北ドイツのノイシュトレルツで生まれたエミール・クレペリンは、精神医学において最も影響力のある人物の一人だ。医師の資格を取得した後、ミュンヘンで精神医学を学び、脳研究を通して精神疾患の身体的原因を探ることに注力していた。クレペリンはそのほかのアプローチやモデルにも興味をもっており、ライプツィヒでは有名な心理学者であるヴィルヘルム・ヴントのもとで働いた。精神病院で精神科医として勤務して教授になった後、ハイデルベルクに移り、今では有名な、精神病患者に対する綿密な研究を始めた。クレペリンは各患者の症状や病気の経過と結果をカードに書きとめ、一連の教科書(『*Psychiatri*(精神医学)』)を執筆し、臨床例の観察と精神状態の分類方法に関する新たな考えを記した。クレペリンは、精神疾患の原因はほとんど把握されておらず、同じ精神症状が複数の障害で起こりうると強調しつつも、臨床症状の経過と結果を用いれば、異なる診断を受けた患者をサブグループで区別することができるとした。一八九九年、クレペリンは、二つの異なるタイプの「機能的」(非器質的)精神病である躁うつ病と早発性痴呆

（現在では統合失調症として知られる）を同定したと報告した。

クレペリンの分類では、早発性痴呆には、明白な気分の要素をもたないすべての精神病が含まれており、早発性痴呆の患者は回復することなく、だんだんと継続的に衰えを示し、最終的には認知症に進行すると考えられていた。対照的に、躁うつ病患者には通常（常にではないが）、気分や認知、行動（運動活動と呼ばれる）の変化が見られ、症状の合間に回復期があり、断続的かつ反復的な経過をたどっていた。クレペリンは、躁うつ病という用語は関連性のある多くの気分障害を含んでおり、「その名が示すように、躁うつ病は単独の発作として進行し、いわゆる躁状態の興奮（観念奔逸《ほんいつ》、高揚感、過活動）の徴候を示すか、精神運動の抑制を伴う特異な精神的抑圧の徴候を示すか、またはこの二つの状態が混ざった徴候を示すかである」と述べている。

クレペリンは、メランコリアを躁うつ病の範囲の一部とみなし、前者の治療が後者の治療と重なることが多いと指摘した。また、最終的には病気の根本的な原因を特定する医学的研究により、自らの分類体系の正当性が立証されると考えていた。

早発性痴呆と躁うつ病、二つの状態に対する認識はすべてが新しいものではなかったが、最も明確で決定的な説明を行ったのはクレペリンである。それにもかかわらず、彼の提案した分類は普遍的に受け入れられたわけではなく、現在でも、慢性うつ病などの状態を含む特定の気分障害や人格問題の分類については、かなりの論争がある。躁うつ病という用語は双極性障害という用語に置き換えられたが、病気や病気の進行のさまざまなパターンを定義するために組織的な枠組みをつくろうとしたクレペリンの試みは、現代の精神障害の分類体系に今なお影響を与え続けている（参考2）。

参考2　躁うつ病または双極性障害

クレペリンはすべての気分障害を躁うつ病の範囲の一部として分類したが、時の経過とともに、気分障害には躁と抑うつの症状を経験するものと、抑うつのみを経験するものの二つの異なるカテゴリーがあるという仮説が立てられ、それに基づいた代替モデルが受け入れられるようになった。一九七五年、ドイツの精神科医カール・レオンハルトは、躁と抑うつを繰り返す状態を表す「双極性障害」と、抑うつのみを特徴とする病気を表す「単極性障害」という用語を生み出した。レオンハルトの先人であるカール・クライスト（レオンハルトとともに働いていたドイツの精神科医）がこれらの用語を使っていた可能性もある。

単極性障害と双極性障害の違いは、一九六六年にペリスとアンストによってさらなる検証が行われ、家族の病歴の違いによって区別が可能であることがわかった。一九六〇年代に出版された診断マニュアルの中で、躁うつ病に代わって双極性障害という言葉が初めて使われるようになった。

フロイトと神経症の分類

ジークムント・フロイトは一八五六年にモラヴィア地方の小さな町フライブルクに生まれた。フロイトは8人兄弟の長男で、母親のお気に入りだったといわれている。実際、フロイトの生い立ちについて書かれた文献の多くに、母親がフロイトを「私の黄金のシギ」と呼んでいたと記載されている。フロイトは幼い頃に家族とウィーンに移り住み、第二次世界大戦勃発時のユダヤ人への迫害から逃れるために一九三八年にロンドンに移り住むまでは、ウィーンで暮らしていた。

フロイトは医学生時代に神経学に興味をもち、一八八五年にはパリのサルペトリエール研究所にて、著名な神経学者のジャン＝マルタン・シャルコーに師事した。シャルコーはヒステリーに興味をもっていた。患者が経験する麻痺などの身体的症状には明確な物理的（器質的）根拠がないため、ヒステリーは神経症的な状態とされていた。シャルコーは、患者の臨床症状が現在進行中の葛藤と関連していることを実証するために催眠術を使用し、患者の心理的苦痛が身体的問題に変化、または「変換」されたと主張した。シャルコーは催眠暗示を使用して無意識の力を解放することで、改善が期待できると提唱した。

フロイトは、無意識下の心が行動に非常に強い影響を与えることに気づいた。そこで催眠術の使用を拡大し、人が気づかぬうちに抑圧しているトラウマの無意識下の記憶が存在することを明らかにした。フロイトは一連の詳細な症例研究を通して、過去に未解決のままにしていた葛藤が後の人生で特定の神経症状や病気を引き起こすという理論を展開した。そして精神分析がこれらの葛藤を解決し、より健康な精神状態をつくり出すのに役立つと考えた。

フロイトのうつ病の概念は、心(または彼が呼ぶところの精神)がどのように構成されるのか、どのように性格が発達するのか、そして神経症の原因として考えられるものは何か、という三つの仮説モデルに端を発する。ここでは、これらの仮説について概要を簡潔に伝えるのみとするが、興味のある方は他の文献を参照して、さらに詳しく考察してみてほしい。心の局所論と呼ばれるフロイトの最初の理論では、心には意識、前意識(通常は意識にのぼっていないが、アクセス可能で意識化できるもの)、そして無意識(意識にないが、私たちに影響を与えられる)の三つの部分があると述べている。

またフロイトは、人格がどのようにして私たちの行動や反応を形成するのかという、第二局所論とも呼ばれる構造モデルについても記述している。これはイド、エゴ（自我）、スーパーエゴ（超自我）の概念を導入している点で重要である。フロイトの見解では、イドは快感原則、すなわち無意識のなかで欲望と機能を即座に満足させたいという要求に突き動かされる。エゴは適切な方法でイドを満足させようと努力し、イドと外界の仲介者として機能している。エゴは現実原則と関連している。たとえば、社会的に許容される方法で、適切なタイミングにまで引き延ばして、イドを満足させるのである。フロイトは、均衡維持のために使われる一連の防衛メカニズムを示した。例として、特定の方法で行動する理由を合理化したり、衝動的な行動による結果を否定したりすることが挙げられる。そして人格の発達の最後の要素であるスーパーエゴ（五歳頃に発達）が、善悪の分別を与えてエゴの行動を修正する。健全な人格形成のためには、イド、エゴ、スーパーエゴのバランスをとる必要があるとフロイトは述べ、そのバランスが崩れると、うつ病や不安などの神経症を引き起こすと考えていた。たとえば、フロイトは、イドの欲動がスーパーエゴを上書きすると罪悪感を覚え、エゴがイドを抑制すると不安が生じるとしている。

フロイトの第三の心の理論は、幼児期の性的発達と、幼児が健全な大人になるために無事に通過すべき成長段階に関係している。この理論では、人間の発達を口唇期、肛門期、男根期（エディプス期）など予測可能な順番に分割している。フロイトは、いずれかの段階で葛藤があったとき、のちに神経症を発達させたり同様の症状を引き起こしたりすると考えた。また特定の人格的特徴は、特定の発達段階を通過できていないことと関連があると見ていた。たとえば、肛門期における困難は、強迫症状の発達と関連しているとした。一方、口唇期に困難があると、受動性、依存性、自己疑念などの人格的特徴が成人期に現れる。こうした特徴はうつ病を発症しやすい人の特徴と共通している。

一九一七年、フロイトは『*Mourning and Melancholia*（喪とメランコリア）』と題する有名な著作を発表し、メランコリア（重度のうつ病）と喪（死別後に経験する悲しみ）を比較した。彼は、どちらも喪失に関連した状態であるものの、異なる種類の喪失に関連した感情であると考え、その違いを示した。喪に服する場合、「喪失した対象」は亡くなった人であり、喪失は意識レベルで認識され、死別に関連した悲しみや怒りなどの感情は外へと向けられる。これに対してメランコリアは「理想対象」の喪失、たとえば愛の喪失（拒絶されたり、関係が破綻したりした後に経験する）であると述べている。また喪とは異なり、メランコリアでは喪失の一部は無意識のものであり、喪失対象への怒りは自己に向けられていると示した。さらには、喪失に反応してメランコリアを発症した人は以前の発達段階に戻ったか、または前進できないかのいずれかの状態であるとした。うつ病になる可能性が高い人は自己価値が損なわれているため、「対象」を失うと自分自身に頼るものがなくなる。こうした回復力の欠如がうつ病になるリスクを高めていると述べている。

フロイトは、症状と仮定に基づく発達の起源を基準として、うつ病を他の神経症と区別した。現在、彼の考えの多くが破棄されたり修正されたりしているが、その研究は「普通の悲しみ」から「うつ病」への連続性や、性格的特徴と病気の症状がどのように重なり合うのかということを明らかにするのに役立った。しかし、フロイトのモデルは、主にウィーンの民間外来診療所の上流・中流階級の女性を対象とした研究をもとに作成されていたため、精神病の分類に影響を与えたクレペリンの精神病院の観察例とはまったく異なる母集団であった。それでも、この二人の考えは、のちのうつ病の境界の定義や精神障害の診断と分類へのアプローチに影響を与えた。

分界線、領域の限界を示す境界線

うつ病に関して議論する際、うつという言葉が人によってさまざまな意味で使用されているという問題に遭遇することがある。一般の人々の多くは、うつという言葉を通常の悲しみを表すために使用している。臨床現場では、否定的な気分の状態を表すときにうつという言葉を使うことがある。この否定的な気分の状態は、さまざまな病気で起こりうる症状である（たとえば、精神病の人も抑うつ気分を訴えることがある）。しかし、「うつ病」という用語は、診断の際にも使われる。診断で使用される場合には、気分や思考、感情、行動などという一般的な変化が症状のクラスターとして同時に発生していることを意味する。理論的には、抑うつ性障害の診断を下すためには、これらの症状がすべて現れていなければならない。

「Diagnosis（診断）」という言葉はギリシャ語に由来し、「dia」は別れ、「gignokein」は認識している、知っていることを指す。どの医療分野でも、診断を行う最初のステップは評価面接である。精神医学以外の医学分野では、診断過程を補助するために、さまざまな検査が用いられることがある。たとえば、虚血性心疾患の疑いがある場合には、血管造影検査（特殊な色素を血管に注入して、心筋に血液を供給している動脈の狭窄《きょうさく》を目視で確認できる検査）を行うことで確認できる。しかし臨床検査がない精神科では、うつ病の診断は臨床的判断と症状のパターンの確認に頼ることになる。これには二つの大きな問題がある。第一に、診断は、現実には次元的な問題があり、持続時間や重症度も異なる問題に対して、「ある／ない」または「はい／いいえ」で分類しようとするものである。また多くの症状は、既存の人格の特性とある程度の重複を示す可能性が高い。まとめると、うつ病、またはうつ病の症状をどの時点で精神障害とみなすべきか、すなわち健康な状態から通常の悲しみ、そして病気に至るまでの連続体のどこに区切りをつけるべきかについては、引き続き懸案事項であることを意味している。第二に、どのような症状と機能障害の組み合わせが臨床的介入にあずかれるのかについて、長年一貫した合意が得られておらず、治療のしきい値や使用する治療法を決定するためのコンセンサスの欠如が今日の主な問題の原因となっている。

このような問題が、気分障害の研究、臨床診療、さらにはうつ病の概念や治療の根拠に対する国民の信頼を損ねてきた。数十年にわたり精神障害の基準に基づいた分類を導入し、診断のアプローチを標準化しようと国際的な取り組みが行われてきた。45ページの参考3は、アメリカ精神医学会の『*Diagnostic and Statistical Manual of Mental Disorders* (*IVth Edition*)(精神疾患の診断・統計マニュアル第四版)』による大うつ病の診断に用いられる基準例を示している(この基準は最新のものではないが、他の基準に比べて理解しやすいという理由で選んだ)。これらの基準を適用する過程には、いくつかの段階がある。たとえば、その人が訴える症状が抑うつ障害として分類できると判断される場合、症状の強さを次元的に評価し、抑うつを軽度とみなすべきか、中等度とみなすべきか、重度とみなすべきかを明確にしている。また別のステップも可能で、たとえば現実感の喪失(精神病

参考3　大うつ病の診断基準の一例

A. 以下の五つ（またはそれ以上）の症状が同じ2週間の間に存在し、病前の機能から変化を起こしている。これらの症状のうち少なくとも一つは、（1）抑うつ気分、あるいは（2）興味または喜びの喪失である。

（1）その人自身の言明か、他者の観察によって示される、ほとんど一日中、ほとんど毎日の抑うつ気分。

（2）ほとんど一日中、ほとんど毎日の、すべて、またはほとんどすべての活動における興味、喜びの著しい減退。

（3）食事療法をしていないのに、著しい体重減少、あるいは体重増加、またはほとんど毎日の食欲の減退または増加。

（4）ほとんど毎日の不眠または睡眠過剰。

（5）ほとんど毎日の精神運動性の焦燥または制止（他者によって観察可能で、ただ単に落ち着きがないとか、のろくなったという主観的感覚ではないもの）。

（6）ほとんど毎日の疲労感、または気力の減退。

（7）ほとんど毎日の無価値感、または不適切な罪悪感。

（8）思考力や集中力の減退、または、決断困難がほとんど毎日認められる。

（9）死についての反復思考（死の恐怖だけでない）、特別な計画はないが反復的な自殺念慮、または自殺企図、または自殺のためのはっきりした計画。

B. 症状は混合性エピソード（うつ病と躁病の同時発現）の基準を満たさない。

C. 症状は、臨床的に著しい苦痛、または社会的、職業的、またはその他の重要な領域における機能の障害を引き起こしている。

D. 症状は、物質（例：薬物乱用、投薬）の直接的な生理学的作用、または一般身体疾患（例：甲状腺機能低下症）によるものではない。

E. 症状は、死別反応ではうまく説明されない（興味深いことに、この基準は新バージョンの分類体系からは除外されている）。

参考：『DSM-Ⅳ-TR精神疾患の分類と診断の手引』（医学書院）

性うつ病）を伴うかどうかなど、付加的な特徴も特定できる。うつ病性障害を判別するための基準を注意深く調べてみると、診断は主に、その人がその時点でどのような症状を呈しているかという横断面的な評価に頼っていることがわかる。また、このステップは長年の性格の特徴と病気のエピソードを区別する際に役立つため、その人の通常の状態からの変化を現在の状態として表すべきだと強調している。生涯にわたる問題の長期的な履歴を明確にすることで、その人が以前に躁病を経験したことがあるかどうか（その場合、診断は双極性障害に修正される）や、慢性うつ病の履歴があって、重症でなくとも非常に衰弱するような症状が持続しているかどうか（これは通常、気分変調症と呼ばれる）などを確認するのにも役立つ。これに加え、頻繁にうつ病を併発しやすい別の精神的・身体的障害をもっているかどうかを見極めることも重要だ。

精神障害のために取り入れられた分類体系は、当初、アメリカ（*Diagnostic and Statistical Manual of Mental Disorders*、DSM／精神疾患の診断・統計マニュアル）とヨーロッパ（International Classification of Diseases、ICD／国際疾病分類）で別々に開発されていた。しかし、これらの分類体系の最新の改訂版では、確実にどのグループも同じ問題について話し合い、比較できるよう、診断アプローチをさらに厳密に一致させることで国際的な一貫性を高めるよう試みている。診断テストがない場合でも、現在の分類は症状のプロファイルに関する専門家たちの合意に拠るものである。

分類体系は静的なものではなく，うつ病の症状と認識される範囲や分類マニュアル内の位置づけは，時代とともに変化してきた。たとえば，フロイトのうつ病モデルの影響を受けたDSMの初期版では，持続性のある軽度の抑うつ症状（気分変調症と呼ばれる）は，主にパーソナリティタイプとみなされて，分類の教科書に位置づけられていた。その後のDSMの改訂では，未確認の理論モデルに基づくものは少なく，経験的証拠に基づいて分類を決定しようとした。いくつかの研究では，大うつ病と気分変調症の症状には多くの共通点があり，気分変調症患者の80％が人生のある時点で大うつ病を経験していると示唆している。そのため，気分変調症は気分障害の一種として再分類されるべきであるという議論が交わされた。

分類体系のなかで症状の場所を移動させることは，学術的または知的な作業のように思えるかもしれないが，治療法の選択は診断と分類の役割の一つであり，このような移動は重要な意味をもつことを認識するべきである。気分変調症の再配置は，心理療法（特定のパーソナリティ特性の結果として経験した困難に対処するために推奨される介入）のみの治療法から，セラピーと薬物療法（多くの気分障害に使用される）の両方を含む治療法も選択可能になったことを意味していた。しかし，この単純な例は現在の体系の弱点を露呈している。たとえ分類体系の変更が新しい科学的知見に基づいた正当なものだったとしても、先入観をぬぐい切れず、一部から懐疑的な意見が出てくることは明白だろう。

要約すると、分類体系に実用性を伴わせるには、信頼性と妥当性が不可欠だということだ。診断が信頼できるものであれば、医師が同じ症状を呈する患者を問診したとき、全員が同じ診断に従うだろう。また診断に予測的な妥当性があれば、同じ診断を受けた患者の将来の病気の経過を予測したり、異なる治療に対する反応も予測したりできる。何十年もの間、信頼性の欠如が精神医学的診断の信憑性を損なってきたため、一九五〇年代から二〇一〇年にかけて行われた分類体系の改訂では、診断の信頼性を向上させることにほぼ重点が置かれてきた。しかし、妥当性に対しては十分に注意を払っているとはいえず、この点が改善されるまでは、うつ病性障害の診断に用いられる基準は多少恣意《しい》的だとみなされ続けるだろう(たとえば、うつ病を主要エピソードと診断するには、九つの症状のうち少なくとも五つの症状が二週間持続することという基準値を支持する経験的証拠はほとんどない)。

うつ病を独立した疾患単位と考え、治療の理論的根拠を検討する議論において、うつ病の診断と分類体系の不十分さは頻繁に問題提起されている。注目すべきは、一般医学においても健康・病気の次元を判断するのに同様のアプローチが用いられているということだ。たとえば、連続体である血圧は、個人の血圧測定値が所定のレベルに達すると、高血圧症（高血圧）の診断基準を満たしたと報告される。年齢や性別の標準値、または平均値からの変動の程度に応じて、別の介入が取り入れられ、定期的なモニタリングセッションへの参加を求められたり、生活習慣の変更を求められたりすることもある。しかし、問題が持続し、より重篤であると考えられた場合、他の介入方法や投薬治療が提供されることがある。こうした方法は身体の一般的な健康問題を管理する合理的なアプローチとして広く受け入れられているが、うつ病に対して同様の「段階的ケア」の方法をとると軽蔑されてしまうことが多い。一般的な身体的健康の問題と精神的健康の問題が臨床管理に対して同じアプローチをとっているのに、うつ病については非科学的であるとみなされたり、論争の的になったりする。このことからも、ダブルスタンダードが常態化していることがわかる。

客観的な臨床検査がないうつ病の現在の診断方法に、実利主義という利点があるということは注目に値する。一連の症状に関連する重症度、持続時間、ストレスの程度、社会的障害のレベルが合意のしきい値に達すると、臨床的に注意を払うべき問題であり、こうした症状に対処するための助けが必要になるだろう。

3

どんな人がうつ病になるのか？

うつ病の診断基準に一貫性をもたせることの利点は、国内外の比較を可能にすることである。大規模調査により、うつ病の全体的な有病率を把握することができ、また調査を繰り返すことで、経時的な有病率の変化を検出することができる。さらには国別、文化別、経済的・社会的地位別、そして年齢や性別、配偶者の有無などの人口統計学的特徴によってうつ病症例の分布を比較することもできる。これらのサブグループ間の違いは、誰がうつ病のリスクを抱えているのか、どの時点で最も発症しやすいのか、また、どのような因子がそうした経験のリスクを低下させたり、保護したりするのかという理論を展開するうえでも重要なことを教えてくれる。

うつ病の疫学（うつ病に関連した状態の分布と決定因子を指す）を探求し、生涯にわたるうつ病の現れ方の例を挙げ、ジェンダーに関連したいくつかの問題について議論していきたい。最後に、自殺予防に関する現在の考え方の一部も紹介する。

疫学

世界保健機関（WHO）は、年間で世界人口の5％以上がうつ病になり、約15％が一生涯のいずれかの時点でうつ病を経験すると推定している。一度発症すると平均で四～八カ月間続き、また再発もよくあることで、うつ病患者の約50%は五年以内に少なくとも一回は再発する。残念なことだが、うつ病を発症した人のうち、効果的な治療を受けられるのはわずか25%にすぎないとWHOは報告している。しかし、実際のところ、この数字にはかなりのばらつきがある。ここではそのばらつきの一部を説明するためにいくつか例を挙げてみよう。ここで論じる例は包括的なものではないが、なぜ特定の人がうつ病になりやすいのか、あるいはなりにくいのかという理論を展開するために、研究者がこれらのデータをどのように用いるのかがわかるトピックを選んだ。

地理

うつ病の有病率は、国や大陸によって一様ではない。たとえば、フランスとアメリカでは特に高いと報告されている。一方、理由は不明だが、インドも同様に高く、台湾と中国は低いと報告されている。うつ病の罹患率の違いは、地理的な理由ではなく、国内総生産(GDP)の違いではないかとの指摘があり、低・中所得国(10%強)に比べて高所得国(約15%)でうつ病の罹患率が高くなっている。

以前から(統合失調症の研究者が最初に提唱した)、農業社会は工業化された環境や都市環境に比べてストレスが少なく、そのような地域社会はうつ病患者に対して寛容で協力的なのではないかという意見があった。実際に地理によってうつ病の罹患率が異なることを説明できるかは不明だが、社会的・経済的に大きく変化しているインドのような国のデータは興味深い。このような移行期の地域では、都会と地方の価値観の対立によりストレスレベルが高まる可能性があるため、より大きな不安定性を示すのではないかという説がある。この理論では、うつ病になりやすい人は、安定した地域に住んでいる同じ境遇の人よりも病気を発症する可能性が高いことを示唆している。対照的に、いくつかの国（中国など）でうつ病の発症率が低いのは、一部の人や社会集団が心理的な問題を認識したり、受け入れたり、助けを求めたりしようとしないからともいえる。

文化と民族性

うつ病とその症状は、民族や文化の違いによって捉え方が異なることがある。二〇一二年に発表されたアメリカの大規模なコミュニティ研究を例に挙げてみよう。一年間のうつ病の有病率は、ヒスパニック系と白人はほぼ同じで約７％、黒人では６％強とわずかに低く、アジア系は約３％、アラスカ原住民では約10％であった。報告された罹患率は、個人がうつ病をどう認識しているかに影響される可能性がある。一部の文化や民族では、うつ病の心理的・感情的な症状よりも、身体的な経験(元気がない、食欲不振、睡眠障害など)が重視されることがわかっている。たとえば、アジアの国や文化圏の人々は身体的症状を訴える傾向が強い。そのため、うつ病の罹患率が低いことを示す論文は、実際の罹患率より過小評価されている可能性がある。あるいは、うつ病の発症率の違いは、症状の報告の違いによるものではなく、これらの異なる民族や文化のなかに特定のリスク因子や保護因子が存在しており、それがアメリカの異なる人口集団におけるうつ病発症リスクを変化させている可能性もある。

社会経済

二〇一〇年にドイツ、アメリカ、イギリスのうつ病の罹患率を比較した調査によると、回答者のうち最も貧しい層の罹患率が18~27%と一番高く、最も裕福な層は4~10%と罹患率が一番低いことがわかった。また他の調査によると、雇用されている人と比較して、失業中の人のほうがうつ病の罹患率が約3倍高いことが示されている。これらのデータは、さまざまな政治グループによって、異なる方法で解釈(使用、誤用)されているため、しばしば論争の的になっているようだ。しかし、罹患率が上昇したという証拠だけでは因果関係の方向性を説明できないということを認識しなくてはならない。つまり、失業がうつ病の可能性を高めると仮定することはできない。なぜなら、うつ病が先に発症し、雇用を獲得・維持する能力を低下させ、収入レベルや生活の質に悪影響を及ぼした可能性があるからだ。実際、この例では、失業はうつ病のリスクを高め、うつ病は失業のリスクを高めるという双方向性の関係にあるのかもしれない。

年齢

国際的な研究では、うつ病の平均的な初発年齢は二十代半ばから後半であり、低所得国では高所得国に比べて初発年齢が約二年早いと報告されている。アメリカで実施された大規模な地域研究によると、十八～二十五歳の年間うつ病発症率は他の年齢層よりも高く、約10人に1人といわれている。世界的に見ても、約40％の人が二十歳以前にうつ病を発症したと報告されており、また約50％の人が二十～五十歳の間に発症している。五十歳以降に初めてうつ病を発症したという報告はわずか10％であった。

興味深いことに、過去五十～六十年の間にうつ病の発症率と初発年齢が変化しており、第二次世界大戦以降に生まれた人は、一度はうつ病のエピソードを経験するというリスクが高く、初発年齢が低下しているという証拠もある。このような経時的な変化の理由として、報告されるうつ病の割合が増加していること、つまり正常な悲しみも病気として誤診（医療化）されていることや、社会の医療サービスの利用が増加したこと（すなわち、うつ病の罹患率は変わらないが、発見率が上がったこと）、あるいはより多くの人々が助けを求めるようになったことなどが挙げられる。

医療化や治療を求める側の変化によって、うつ病の罹患率や初発年齢の変化を説明できない場合は、別の理由を検討してみる必要があるだろう。これらの変化が比較的短い期間で起きたということは、変化が明らかになるまでに何百年もかかる遺伝学で説明することはできないという意味である。しかし社会や環境の変化は、数十年以内に私たちの健康と健全性に影響を与える可能性がある。たとえば、戦後数年間に薬物やアルコールにさらされる機会が増えたことをうつ病が増加した理由の一つに挙げる研究結果がある。

性別

女性のうつ病の割合は男性の2倍であるという報告は一貫している。この性差は、治療を受けていない集団と治療を受けている集団の両方の調査で見られるので、女性のほうが苦痛を認識する、報告する、治療を求める傾向が強いということだけに起因するものではない。これにはホルモンの影響から社会的役割の違いまで、さまざまな説明がなされており、第4章で議論する。

婚姻関係

文化を問わず、死別や離婚、別居によるパートナーの喪失が、うつ病の発症率の増加と関連している。既婚男性のうつ病発症率が最も低い一方、別居または離婚した男性の発症率は高く、また、女性では明確な関連性は見られない。これらの所見について多くの説が提案されているものの、その答えは単純ではない。たとえば、うつ病により結婚生活が破綻するのか、それとも離婚や別居のストレス（またはその理由）がうつ病の原因となるのかは不明である。あるいは、性格の偏りなど別の要因がうつ病の可能性を高め、長期的な関係を維持する能力に支障をきたしている可能性がある。

生涯にわたるうつ病

ここからは、小児期および青年期のうつ病、出産適齢期の女性のうつ病、男性のうつ病と身体的健康問題の併発について調査し、次に自殺（若年者および高齢者に最も多い）に関連する問題に焦点を当てる。

幼少期

長い間、うつ病は中高年の障害とされており、子どもや青年期はそのような経験に免疫があると考えられていた。小児期にもうつ病を発症する可能性があるという、少数の反対意見はあったものの、通常、研究に参加するのは十八歳以上と制限されていたため、根拠が少なかった。一九七五年頃から、多くのメンタルヘルス研究機関が、小児期のうつ病は存在しないという知見に疑問をもち始め、優れた長期追跡調査がいくつか開始された。子どもと青年を数年間にわたり数回評価し、うつ病になった子どものうち何人が反復エピソードや躁うつ病、または他の精神的健康問題を発症したか、あるいはその他の精神的健康問題はなく、単一のうつ病のエピソードのみを経験したか、という点を調べた。実際、これらの研究は単純な数値計算を超えたものであり、リスク因子や保護因子、思春期前後の少年少女に見られるうつ病のパターンの違いについて、いくつかの重要な洞察を示している。

十一歳未満の小児のうつ病は比較的まれである。これらの思春期前の子どもたちには、他の年齢層で一貫して見られるような女性優位の証拠はなく、研究のなかには、少年期のうつ病の有病率は、実際には少女よりも少年のほうが高い可能性を示唆するものがある。興味深いことに、多くの子どもたちのうつ病は単独で起こるわけではなく、その症状にはしばしば不安や過敏性の症状が混在している。さらに、子どもが通常、最初に発症するのはうつ病ではなく、5人の幼児のうち約4人の幼児は、自閉症や破壊的な言動など、困難な状態の合併症としてうつ病を発症することがわかっている。一部の研究者は、これらの子どもたちに見られるうつ病の症状（エネルギーの低下や睡眠の変化など）は、他の問題に関連して高いレベルのストレスを受け、その結果として生じた「疲労症候群」なのではないかと推測している。この考えは、過活動性ストレスホルモンのシステムが抑うつ症状の原因となるという理論とも重なり、重要である（第4章参照）。これらの大規模な研究から得られたもう一つの注目すべき知見は、うつ病の家族歴をもつ子ども（うつ病の治療を受けたことのある親や祖父母などがいる子ども）は、人生の早い時期にうつ病のエピソードを経験する可能性が他の子どもより4倍高く、エピソードを一度経験した場合には、繰り返しエピソードを経験する可能性も高いということだ。

成人のうつ病が「製造された」状態であると懐疑的な見方をする者が一部いるが、五〜十一歳の小児のうつ病の報告は、少なくとも治療介入への影響という点で、新たにやっかいな問題を引き起こしている。成人の障害のために開発された薬を若年者に処方することに躊躇《ちゅうちょ》する臨床医が多いのは当然のことである。研究では、認知行動療法や家族へのアプローチなど、対話療法が有用であると示唆されているが、最近では、リスクを抱えている幼い子どもたちを大きいグループにまとめて反発力（レジリエンス）を高め、発症のリスクを減らすという研究にも目が向けられている。たとえば、これにより学校のカリキュラムにメンタルヘルスの促進を盛り込むことや、社会性と情動の学習（ＳＥＬ）の授業を導入することのメリットが吟味されるようになった。より具体的なうつ病予防戦略のなかには、子どもたちにマインドフルネストレーニングを提供するプロジェクトも含まれている。

青年期

青年期の若者と数日以上一緒に過ごしたことがあるなら、彼らの気分や睡眠パターン、自尊心が非常に変わりやすく一過性のものであり、また彼らの激しい苦悩も非常によくあることだとわかるだろう。そのため、正常な青年期の不快感がいつ治療を必要とする臨床的な抑うつエピソードに発展するのかを確定するのはかなりの難題といえる。しかし、最近の研究では、青年期のうつ病の有病率が成人と同等であると示すものもある。

青年期のうつ病研究から得られる重要な洞察の一つに、うつ病が急増するのは年齢が問題なのではなく、思春期によるもので、ホルモンの変化が重要だとするものがある。これは、思春期以降のうつ病の発症率が若い女性では若い男性の2倍という調査結果に裏付けられた知見だ。幼少期の子どもでも指摘したように、うつ病または躁うつ病のいずれかの家族歴をもつ思春期の子どもは、そうした家族歴のない人と比較して、成人期の初期にうつ病を発症するリスクが高く、また気分障害エピソードが再発することも多く見られる。

若者が経験するライフイベントのなかには、発達上は正常なものであっても、うつ病のエピソードの引き金となるようなものが数多くある。仲間内のグループとの問題や、人間関係の破綻、一人暮らしへの対処、薬物やアルコールへの依存などはすべて、うつ病の発症を促進する恐れがあり、特に（気分障害の家族歴などがある）うつ病になりやすい人では発症を誘発する可能性が高まる。またこの年齢層では、学業成績や経済的な問題も誘発の一役を担う恐れがある。たとえば、雇用されておらず、教育や実習を受けていない若者（いわゆるニート)は、非ニートよりも3~5倍もうつ病率が高い。うつ病の原因と結果を切り離すのは難しいが、思春期および若年成人のうつ病への介入は、うつ病症状の治療のみに限定するのではなく、社会的・学業的ネットワークへの再参加を支援することも必要であると研究結果は示している。

当然のことながら、思春期の若者は、うつ病の薬の服用をためらうことが多い。そのうえ、若い男性は、心理療法などの他の介入にもなかなか参加することができない。このジレンマを解消するために、うつ病の症状に取り組むための活動・行動指向グループを利用したり、インターネットのアプリケーションやウェブベースのプログラムといった電子メディアを利用するといった解決法が提案されている。オーストラリアでは、特定の学年の生徒すべてに(たとえば、高等教育への進学を決定するための学校の最終試験を受ける生徒などに)こうしたオプションを与える研究が行われている。これらの学年の生徒は、進学などのストレス要因に直面するため、うつ病の発症率が上昇すると予測されることから、治療よりも予防がより効果的な可能性があるという理由で研究対象とされている。

憂うつな時期を経験した若者の多くは、そのような心理的な問題は思春期に限ったものだと気づくだろう。しかし、それ以外の一部の若者にとっては、その後何年にもわたり影響を及ぼしかねないうつ状態の始まりの合図なのかもしれない。再発性の気分障害を発症する可能性が高い若者を特定することは、うつ病研究の主要な項目である。また、うつ病のエピソードを繰り返し経験する人と、うつ病とともに躁病のエピソードを発症する人を見分けることも重要だ。しかしこれまでのところ、手がかりは少ししかない。たとえば、成人期の初めに双極性障害（または躁うつ病）を発症した人の70%が、思春期にうつ病のエピソードがあったと報告されている。また、このエピソードは、再発性うつ病を発症する人と比較して、やや早い年齢で発症することが多い。しかし、うつ病の既往歴をもつ若年層の成人で、躁病のリスクをもっていそうな人を見極めるのはかなりの難題である。なぜなら、リスクを冒す、脱抑制行動をとる、徹夜する、パーティーの中心人物になるなど、躁病の症状の一部となりうる行動は、思春期後期においては必ずしも病気の症状というわけではないからである。

現在のところ、双極性障害の家族歴をもつということが、将来的に躁病を発症しやすい若者を特定しうる数少ない因子の一つとされている。将来的な双極性障害を確実に予測できる能力は限られており、効果的な治療を行ううえで大きな障害となっている。双極性障害者を対象としたいくつかの調査によれば、患者とその家族にとって最大の問題の一つは、問題の特定と最適な介入が遅れることだとされている。

さらなる問題として、どのような人が最終的に双極性障害を発症するのかを特定しようとする場合、平均以上のリスクをもつ人であっても、躁病を経験する可能性が高いとはいえず、むしろ低いとされることだ。現在のところ、複数のリスク因子をもつ人のうち、本格的な双極性障害を発症するのは3人に1人もいないと推定される。そのため双極性障害のリスクがあっても、病気だと診断されていない患者に対して、病気の成人に日常的に使用されている治療法で対処するのは合理的ではない。研究者のなかには、低リスクで効果の高い介入の開発に焦点を当てている人もいる。これには生活習慣の管理や心理教育プログラムなどの非医療的アプローチが含まれており、薬による副作用やそのリスクを負うことなく、初期症状を管理したり、社会問題に対処したりするのに役立つ。しかし、これらの戦略を日々の臨床現場で導入するには、まだエビデンスが不十分である。

子育て世代の女性のうつ病

ここでは女性のうつ病のすべてを検討するのではなく、出産に関連した二つのうつ病性障害、すなわち産後うつ病と産褥《さんじょく》期精神病について考察する。

赤ちゃんの誕生は多くの場合、めでたいことであるため、肉親以外の人からすると産後うつは不可解なものとみなされることがよくある。出産直後の数日間は、ホルモンレベルの急激な低下や、肉体的な疲労の蓄積、そして両親ともに新生児の世話をする責任に圧倒され、感情的になったり、涙もろくなったりすることは容易に理解できる。しかし、早期の介入が必要な、より重く持続的で深刻なうつ病のエピソードと違い、このような一過性の「マタニティブルー（産後の抑うつ）」の場合は、うつ病に対する母親の罪悪感にも対処しながら治療を施す必要がある。

産後うつ病の徴候や症状は、ほかの時期に起こるうつ病の症状をほとんどの点で反映しているが、産後うつ病がほかと区別されるのは赤ちゃんへの潜在的な影響があるからだ。うつ病は母親のセルフケアや生活の質を損なうだけでなく、赤ちゃんの日々のケアにも影響を及ぼす可能性がある。重要なのは、抗うつ薬のなかには母乳に分泌され、授乳を通じて赤ちゃんに薬がわたってしまうものもあるため、母乳育児の計画を複雑にしてしまう恐れがあることだ。この時期のうつ病は、母親が赤ちゃんと対話したり、常に温かく赤ちゃんと接したりすることが難しくなるため、母子の絆を深める作業に影響を与えてしまうことがある。残念ながら、このことに対する母親の感情がうつ病を悪化させ、長引かせてしまう可能性があり、「私は悪い母親だ」と思い込むようになってしまう。出産直後の母親や周囲の人たちがうつ病に対処するのを困難にしているのは、このような自己批判ゆえだと容易に理解できる。

母親への介入は子どもの健康な生活にもつながるため、産後うつの早期発見と治療を目的とした臨床プログラムは数多く存在する。多くの産科・助産所で、問題をできるだけ早期に発見するために、スクリーニング質問表が使用されている。このようなスクリーニングによって、うつ病症状の発症時期に関する非常に重要な問題がいくつか明らかになっている。妊娠を希望していた女性はすべて、終始とても充実していて幸せであるという思い込みに反して、いわゆる産後うつの症状は、実際には出産前の期間に始まることが多いようだ。この発見は、妊婦に提供する支援とケアに大きな影響を与えるもので、スクリーニングプログラムを早期に開始する必要性を示している。

第４章でも説明するが、妊婦が出産前の時期に抑うつ症状を感じ始める場合、ストレスホルモン体系がより活発になっている可能性がある。さらに、母体と赤ちゃんは（胎盤を介して）直接つながっているため、ホルモンのこの過剰な活動は、場合によっては子どもの幼少期ストレスに対する反応に影響を及ぼす可能性があることを意味している（ホルモンが胎盤を通過し、乳児のストレスホルモン体系の発達に影響を及ぼす可能性がある）。これらの研究を総合すると、女性と子どもが短期的・長期的に健康な生活を送るためには、妊娠・出産に伴ううつ病の治療が重要であることを強く示している。

産褥期精神病または産後精神病は、まれな疾患であり、１０００人に１人の割合で発症するといわれている。双極性障害との関連が考えられており、現実感の喪失や精神病症状（幻覚や妄想）を伴い、しばしば自殺念慮や赤ちゃんを傷つけるかもしれないといった恐怖観念を伴うことが多い。この問題は歴史を通じて十分に認識されており、精神医学的に最初に記述されたのは一七九七年のオシアンダーによるものだ。一八三〇年代に書かれたグーチによる症状の説明には、「患者は悪態をつき、怒鳴り、詩を朗読し、悪口を言い、たたりかと思うほどの騒動を起こす」とあり、障害の一端が垣間見える。

ヒラリー・マーランドは精神医学の歴史に関する論文のなかで、十九世紀の精神科病院で産褥精神異常に苦しんでいると診断された女性の症状記録を的確にレビューしている。マーランドは産褥精神異常における多くの異なる段階についても報告しており、これには現在では認識されていない鈍感な状態やぶり返しの状態なども含まれていた。重要なのは、この病気が人間の性と関連しており、女性としてのまともな行動や母親の義務の規範に反するものだと批判的に捉えられていたことである。産褥精神異常は出産の物理的な性質に起因するだけでなく、貧困、栄養不良、困難な家族関係、ストレスなどの社会的要因もきっかけになると考えられていたので、十分な食事に加え、休息や栄養を与えることも治療に含まれていた。英文学で産褥精神異常を記述した最も有名な短編小説の一つは、シャーロット・パーキンス・ギルマンによる『*The Yellow Wall Paper*（黄色の壁紙）』である。

この作品は、病気の経験の描写という点でも、夫と医療関係者による女性への意識的、または潜在意識的な虐待という点でも、頻繁に議論されてきた。

今日では、産褥期精神病は非常に重篤な疾患として認識されており、母子専門の病棟での入院治療が必要となる医療上の緊急事態とみなされることが多い。この問題について関心が高くなっている理由は、公表されている母体死亡（定義では妊娠中または出産後一年以内に発生した死亡）に関するいくつかの機密性の高い調査を読むことで明らかになる。『*Why Mothers Die?*（なぜ母親は死ぬのか）』のような文書は、悲惨にも出産直後の母親の主たる死因が自殺であることを強調している。また、将来の苦しみから子どもを救うという悲痛な信念が、母親による子殺しの最も一般的な原因にもなっている（参考4）。

参考4　子殺し

十九世紀には、産褥精神異常の嘆願が子殺しの弁護として使用され、当時のヨーロッパでは公衆衛生の大問題と見られていた。今日に至るまで、周産期うつ病または産褥期精神病は依然として子殺しに関連する最も一般的な診断であり、裁判所に認められた場合は、通常、他の殺人よりも寛大な刑に科せられる。

男性のうつ病

うつ病はしばしば「女性の病気」と描写されてきたため、男性を対象とした健康増進活動や広報キャンペーンによって男性のうつ病の認知度や治療の受診率を上げる必要があると認識され始めたのは比較的最近のことである。うつ病の男女が発症する症状の性質にほとんど違いはないが、苦痛の表現や症状への反応の方法には性差があるかもしれない。たとえば男性は、ほかの人に支援を求めたり打ち明けたりするよりも、引きこもりがちで、敵対的になったり、症状に対処しようとしてアルコールに頼ったりする傾向が強くなる。また男性の場合、自身がメンタルヘルス上の問題を抱えていることを受け入れがたく、病気を否定したり、助けを求めたりするのが遅れたり、助け自体を拒絶する可能性が高いこともわかっている。

うつ病の発症理由に男性特有のものはないが、発症に関連するライフイベントはあるようだ。たとえば、失業や退職、パートナーの喪失、社会的役割の変化などは、すべて男性のうつ病のリスク因子となりうる。さらに、慢性的な身体の健康問題や障害の増加も前兆の因子として作用することがある。

身体の病気とうつ病の関係は複雑だ。うつ病の人はほかの人よりも、全身の健康状態が悪いと主観的に報告することがあり、同様に病気や痛みがある人はうつ状態になることで反応を示すことがある。また、甲状腺の機能低下（甲状腺機能低下症）など、特定の医学的な問題がある場合、うつ病と区別がつかないような症状が出ることもある。全体として、慢性的な身体疾患をもつ人は、そうした問題をもたない人に比べて、うつ病の発生率が3倍近く高くなるといわれており、冠動脈性心疾患や脳卒中、ある種の癌、特定の糖尿病の増加などとの関連性も証明されている。こうした問題のなかには遺伝的リスク因子を共有しているものがあることが研究によって示されており、これらの知見がますます重要になってきている。医師や精神科医は、これらの身体障害の転帰が病状だけでなくうつ病を治療することでも改善される可能性があることを臨床的に認識しており、慢性身体障害のためのプログラムの多くがこの問題を考慮に入れている。

自殺

本書のなかで、自殺の根本的な原因の複雑さや、自殺リスクの臨床的評価、そしてその管理について詳細な説明を試みることは現実的ではない。しかし、うつ状態にある人が社会のどのグループの人よりも自殺する可能性が高いことを認めずして、気分障害について書きつづることは不可能である。この短い考察では、自殺率を評価することの難しさや現在の自殺率について知られていることのほか、自殺率と景気後退、模倣自殺などの論争となっていることに触れ、人口全体の自殺率を低下させるための戦略に焦点を当てていく。

自殺に関するデータを収集するうえで長年の問題となっているのが、多くの宗教や文化が自殺を罪や違法行為とみなしているということである。たとえば、検死官やその他の公務員は、不審死を自殺と特定しないよう努めていることが多く、実際の自殺率が過小報告されている可能性がある。また、自殺を違法とする国では、自殺行為を罪とすることで、残された人々がさらなる苦痛と汚名を被ることになる。意識は変わりつつあるが、自殺がタブーとされるがゆえに、データ収集や自殺理由の解明に問題が生じているのだ。さらに、自殺とは何かという認識も見直されており、終末期の人の死の手助けをすること、すなわち「死ぬ権利」については、この問題が常に共感と論争の両方を引き起こす非常に感情的な問題であることを示している。

ＷＨＯによると、世界では毎分1人が自殺をしており、これは年間約１００万人に相当する。すべての精神疾患において、早期死亡のリスクが高まるが、なかでもうつ病と双極性障害の自殺のリスクは最も高く、一般の人と比較すると5～20倍も高くなる。自殺率は過去半世紀で大幅に増加しているが、国によって大きく違いがあることも明らかになっている。年間の自殺率が最も低いのは、イスラム教徒やラテンアメリカの国々で（10万人あたり約6人）、東欧諸国（10万人あたり約30人）が最も高くなっている。男性は女性よりも自殺で亡くなることが多く、また、首吊りや射殺などの暴力的な自殺方法をとる傾向がある。一方で女性は薬の過剰摂取で自殺する傾向が強い。

自殺のリスクは生涯のうちで変化があり、最もリスクが高いのは十五～二十四歳と六十五歳以上の二つの年齢層である。欧米諸国では若年男性の自殺率が大幅に増加しており、自動車の排気ガスや大量のアルコール摂取などの致命的な手段に手が届くことや、サポートやタイムリーな援助の欠如、失業なども二次的な要因だと考えられている。経済の繁栄と不況の変化に応じて自殺率が変動するという研究結果もあり、最近の発表では、ヨーロッパの近頃の景気後退に関連して予測よりも1万人多い自殺者が出たと報告されている。これは、社会的要因が個人に影響を与えることを物語っており、初期の自殺理論といくつかの類似性をもっている。

一八九七年、フランスの社会学者エミール・デュルケームは、自殺に関する研究を発表し、自殺の原因は個人の特徴よりも社会的要因との関連性が高いと主張した。デュルケームは、自殺の発生率は時代や場所によって異なり、たとえば、戦争時よりも平時のほうが自殺の発生率が低く、繁栄期よりも不況期のほうが高いことを指摘した。彼は、個人が社会に溶け込めていると感じる度合いなど、感情的ストレス以外で自殺率の変動を説明しうる要因を探し、自殺のさまざまな形態を説明するための類型論を発展させた（参考5）。

うつ病患者のほとんどはうつ病エピソードから回復でき、たとえ再発したとしても、自殺に至ることはまれだ。それでも、自殺は可能な限り防ぐべき悲劇的な結末であるため、うつ病を発見する方法を改善し、特に精神科病院を退院したばかりの人のような弱い立場の人たちに早期に効果的な治療を施すための臨床プログラムを導入してきた。こうした戦略は、臨床医がうつ病患者に対して、「自分自身を傷つけることを考えたことがあるか」と確実に尋ねさせるための訓練の意味合いも兼ねている。このような質問をすることで、患者が自殺を考えて行動する可能性が高まるという心配は、まったくの杞憂である。実際のところ、このような考えを専門家に話すことで、ほとんどの患者は安心感を抱く。自殺のリスクが高いとされる人を臨床医が特定することは非常に重要であるが、研究によると、最終的に自殺率を低下させるために最も効果的なのは、メディア報道に関するガイドラインや、自殺手段へのアクセスを減らすことなど、集団ベースで介入することだとされている。

参考5　デュルケームの自殺の四分類

アノミー的自殺……個人が社会的方向性を欠き、社会が個人に与える影響があまりにも弱いために、個人が社会に導かれていない場合。

集団本位的自殺……社会に深く溶け込んでいて、個人の自殺の意思決定に強い影響を与える場合。

自己本位的自殺……社会に統合されておらず、他人の支配や意見に依存しなくなった個人の意思決定。

宿命的自殺……社会の厳しいルールが個人の運命を決定づけた結果（アノミー的自殺とは反対のもの）。

メディアによる自殺の描写がほかの人の自殺の誘因となる可能性があるかどうかは確かではない。模倣自殺の証拠は曖昧であるが、有名人が関わっている場合は特にリスクが高まるとされている。しかし、模倣自殺の危険性についての懸念は今に始まったことではなく、過去数世紀の間に文書化された例がある。たとえば、ゲーテの小説『若きウェルテルの悩み』が出版された後、一七七四年に模倣自殺が相次いだ。この本では、恋に不運だった若者がどのように自殺したかを説明しており、この小説は最終的に発売禁止となった。最近では、インターネット上に否定的なコメントや罵倒するコメントが投稿され、さまざまなサイトを介して拡散されるサイバーいじめによる自殺が強く懸念されている。これにより、自殺に関する責任ある報道についてのメディアガイドラインの作成を推進したり、ウェブサイトへのアクセスを規制し、管理されていないサイトの内容を変更したりする試みが行われるようになった(後者は実行するのが難しいが)。

自殺率を下げるための最も効果的な戦略は、自殺手段へのアクセスを減らすことである。たとえば、銃器の使用を厳しく制限している国では自殺率が低い。また、二十世紀初頭のイギリスでは、ガス釜に頭を入れて自殺する方法がよく見られたが、石炭ガスから北海ガスへと転換した後は自殺率が低下している。これに続いて、一酸化炭素中毒による死亡者を減らすために、自動車の排気ガスには触媒装置が装着されるようになった。

　一九六〇年代にはバルビツール系薬剤の入手を制限したことで、バルビツール系薬剤による自殺が23％減少した。パラセタモールなどの市販の鎮痛剤の購入を制限したり、摂取を遅らせるためにブリスターパックを使用したりするのが効果的であることもいくつかの研究でわかっている。そのほか、イギリスのブリストルにあるクリフトン大吊橋やアメリカのサンフランシスコにあるゴールデンゲートブリッジ（78ページ図3）のような自殺多発地帯に障壁やネットを設置することなども公的な施策に含まれる。また、「サマリタンズ」のような電話で悩み相談を受けつける組織では、自殺願望の行動を防ぐために、人々が安心して話ができる機会を提供しており、多くの高層橋などにヘルプラインの電話番号を掲示している。

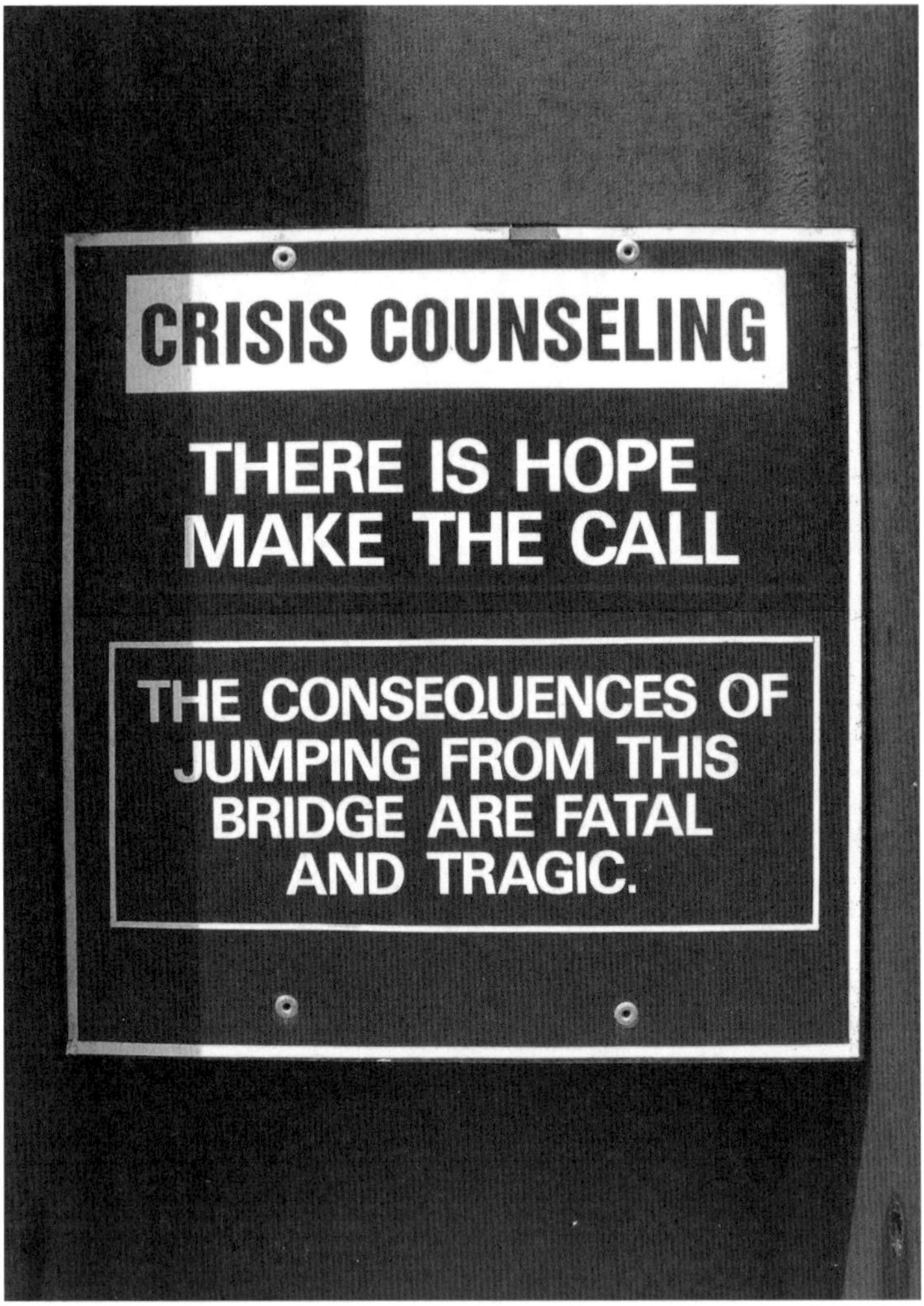

図3　サンフランシスコのゴールデンゲートブリッジにあるクライシス・カウンセリングの掲示

4

うつ病のモデル

疫学研究は、うつ病のリスクが高い集団についての重要な洞察を与えている。たとえば、社会的に不利な状況にある集団はうつ病にかかる確率が高く、なかでも最近死別を経験している人の発症率はさらに高い。しかし、このような状況下にあるすべての人がうつ病と診断されるわけではない。うつ病の原因に関する理論は、このような個人差の理由を明らかにするために役立つ。ここでは、最もよく知られている生物学的、心理学的、社会的モデルをいくつか取り上げ、それらを多次元理論にまとめようという試みについて説明する。

生物学的モデル：モノアミンと神経内分泌の仮説

うつ病の最初の化学的不均衡モデルは、偶然から生まれた。二十世紀半ばに、医学的治療に使用される多くの薬物が、うつ病の症状を増幅させたり減少させたりする可能性があるという報告が上がり始めた。うつ病のモノアミン仮説は、これらの薬が脳内の異なる化学分子の量にどのような影響を与えているかという研究により導かれたものである。この仮説を理解するために、神経系を介してメッセージがどのように伝達されるのかを概説しよう。

脳の多くの領域は感情の制御に重要な役割を担っており、これらの領域と体のほかの部位とのコミュニケーションは神経系を介して行われる。各ニューロン（神経細胞）には、多数の樹状突起《じゅじょうとっき》（分枝）をもつ軸索《じくさく》（尻尾のようなもの）を有した細胞体が含まれている。樹状突起のネットワーク間の接続が発達することで、複数の伝達経路が確立され、ある神経細胞はネットワーク内のニューロンを活性化させ、別の神経細胞は反応を抑制する（抑制性ニューロンと呼ばれる）。神経細胞は互いに直接接触しているのではなく、シナプスと呼ばれる小さな隙間によって隔てられており、情報は神経伝達物質（化学伝達物質）と呼ばれる分子によって伝達される。電気信号が軸索を通過すると、シナプスの小胞から神経伝達物質が放出される（記憶域）。この分子は次の細胞の受容体と結合し、メッセージはネットワークを介して伝達される（82ページ図４）。受容体はメッセージとメッセージの間に不活性化され、神経伝達物質はドックから再びシナプスに放出され、そこから元のニューロンに再吸収される（このプロセスは「再取り込み」と呼ばれる）。神経伝達物質は少なくとも三十種類あるが、ノルエピネフリンやドーパミン、セロトニンを含むモノアミンと呼ばれるサブグループが、うつ病において特に重要であると考えられている。セロトニンは睡眠、摂食、気分など体内の多くの重要な機能を調節するとされており、ノルエピネフリンはストレス反応、覚醒、エネルギー、人生への関心などに関係している。また、ドーパミンのレベルはモチベーションや快楽、そして「報酬を求める」行動などに影響を与える可能性がある。さらにセロトニンの変化がノルエピネフリンの活性を促進させたり低下させたりすることも示されている。

一九五〇年代には、新しい降圧薬と抗結核薬がもたらす、気分、活力、食欲への影響について、それぞれの観察報告が公表された。高血圧の治療薬としてレセルピンが導入されたが、投与された人の約15%が重篤な抑うつ状態を経験したという報告があり、ときには自殺願望を伴うこともあった。対照的に、アメリカのスタテン島の療養所で、結核の治療のためにイプロニアジドを投与された患者は、幸福感が増し、活力や食欲が増加したと

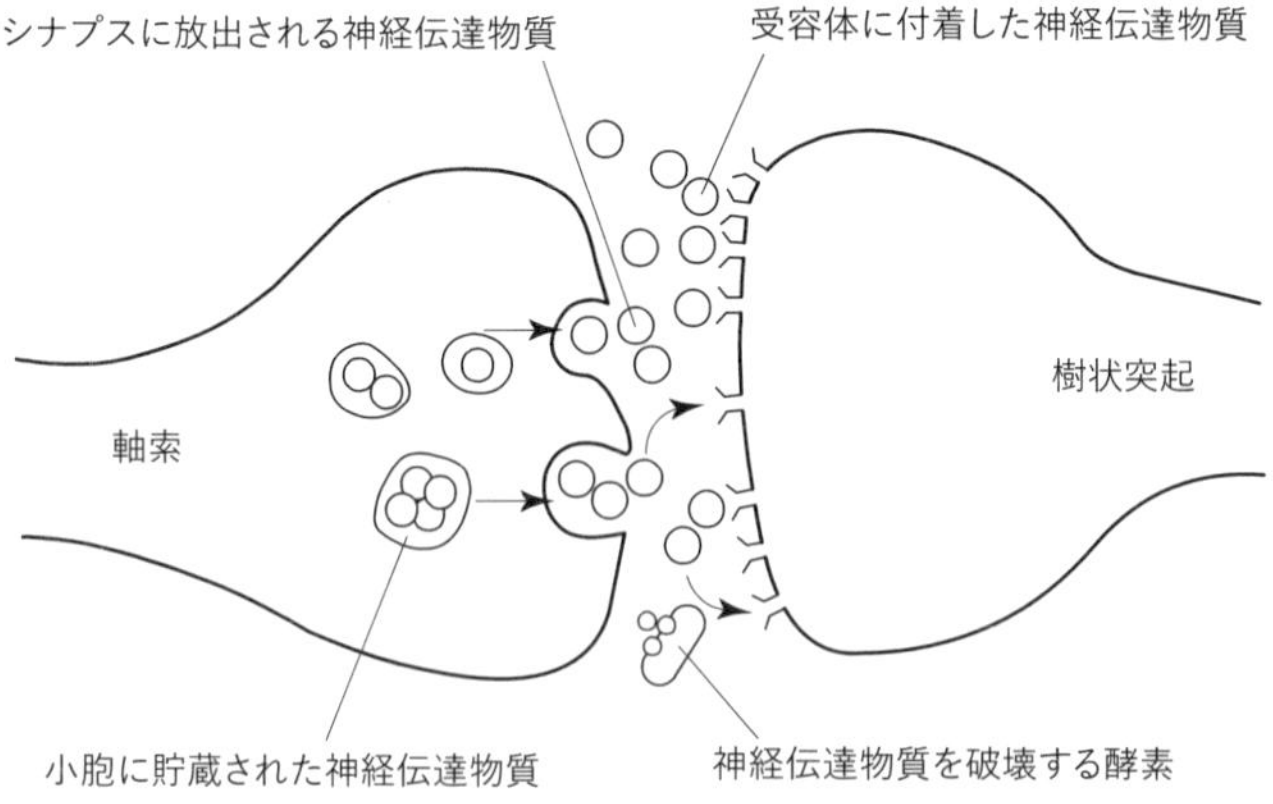

図4　神経系のシナプス

いう報告があった。これらの薬に明らかな関連性はなかったものの、脳内の同じ神経伝達物質システムに作用しており、レセルピンがモノアミンの血中濃度を低下させるのに対し、イプロニアジドは（ニューロンで利用可能なモノアミン神経伝達物質の量を減少させる酵素であるモノアミンオキシダーゼの作用を阻害することによって）血中濃度を上昇させることが立証された。

うつ病のモノアミン仮説は一九六〇年代から一九七〇年代にかけて広く支持され、うつ病症状は、シナプスで利用可能なモノアミンの欠乏（これらの神経伝達物質の産生が不足しているか、あるいは分解が過剰になっているかのどちらか）によるものだと提唱された。最も大きな障害がノルエピネフリン（アメリカでよく使用される）なのか、それともセロトニン（ヨーロッパでよく使用される）なのか、見解に若干の違いはあったものの、動物およびヒトを対象とした研究によって、モノアミンの「不均衡」という概念が支持されたのである。後者の研究には、うつ状態の人とそうでない人のモノアミン濃度の差を示す検死や、モノアミンレベルを変化させる薬物が気分や活動にどう影響を及ぼすかという研究も含まれている。さらに、自殺で死亡した人を対象とした研究では、感情調節に関連していると思われる脳のいくつかの領域でモノアミンの減少が示されている。これらの研究結果と、うつ病には生物的原因があると信じる人々の熱意が、シナプス内のモノアミンの有効性を高める抗うつ薬の導入へつながったのである。

脳内で働く神経伝達物質のごく少数に選択的焦点を当てることの危険性が指摘され、モノアミン仮説はしばしば強い批判にさらされる。なぜなら、この過程でほかの90％の化学伝達物質が何をしているかについては、限られた情報しかないからである。また動物実験では、モノアミンがうつ病に関連する行動だけでなく、複数の行動にも影響を与えることが明らかになっている。国際的な研究者の大半は、うつ病の単一神経伝達物質システムの弱点を認識しており、モノアミン仮説を最初に提唱したアメリカの科学者の一人であるシルドクラウトでさえ、「この仮説は、非常に複雑な生物学的状態を単純化しすぎた、還元主義的なものであることは間違いない」と述べている。

モノアミン仮説は、うつ病に効果がある特定の薬物の開発に役立ったが、薬が広く使用されることにより、このモデルにおける欠陥も明らかになった。なかでも明白なのは、モノアミン濃度を変化させるすべての薬物が、気分や行動へ予測通りの影響をもたらすわけではないということである。また、モノアミン濃度の上昇と抑うつ症状の変化の間には約二週間のタイムラグがあるためにモデルを十分に説明できず、モノアミンの変化がほかの主要な生物学的プロセスの二次的影響か、もしくは三次以降の影響という可能性もある。それにより、シナプスにある神経伝達物質の量より、受容体感受性の重要性のほうが注目されるようになった。またこれらは、ドッキングシステムの欠陥がより密接に関係していることを暗示している。科学者たちは、さらに神経伝達物質系が他の神経経路や神経内分泌（ホルモン）系と重要な関係があることも強調している。

うつ病のもう一つの重要な生物学的モデルは、神経内分泌仮説である。うつ病の原因にはさまざまなホルモンが関与しており、甲状腺機能低下症などの内分泌疾患をもつ人はうつ病のリスクが高い。甲状腺ホルモン、テストステロン、エストロゲン、プロゲステロンなど、いくつかのホルモン障害がうつ病と関連している。多くの研究では、神経系と内分泌系を接続する重要なシステムである視床下部―下垂体―副腎軸（ＨＰＡ軸）内の結合を介したストレス反応を調節することに焦点が当てられてきた。

内分泌系は、甲状腺や副腎など体内の多くの器官で構成されており、ホルモンが血流に放出されることによってさまざまな身体機能の調節をしている。ホルモンは脳からのメッセージに応答して生産され、またあらゆる種類のホルモンはライフステージに応じてそのレベルを予測的に変化させたり（たとえば、思春期に性ホルモンのレベルは変化する）、一日のなかで変化させたりしている（たとえば、二十四時間の睡眠―覚醒サイクルのなかで変化する）。神経伝達物質とは異なり、放出因子と呼ばれる分子（ペプチド）は、脳と内分泌腺を結ぶ連鎖内の最初の結合を制御するメッセンジャーを務める。放出因子は視床下部

（ホルモン分泌を調節するための重要な場所）と呼ばれる脳の領域でつくられ、脳下垂体にメッセージを送り、そのメッセージを受けた内分泌腺がホルモンの放出を促す。血中を循環するホルモン濃度の上昇は、体のさまざまな機能を調節するだけでなく、神経内分泌系の活動に影響を与え、フィードバックループを介してホルモンの過剰な産生を防ぐことができる。

セロトニン、ノルエピネフリン、ドーパミン受容体はすべて視床下部に存在し、モノアミン系の活性とホルモンの調節に関連していることを示している。さらに、これらのモノアミン経路は、扁桃体《へんとうたい》と海馬《かいば》（感情調節の重要な役割を担うことで知られている脳の構造）を神経内分泌系と結びつけている。日常生活では、体が急性のストレスに反応すると、ホルモンレベルが変化することがわかっており、たとえば、人前で話すことから生命を脅かすような状況に至るまで、あらゆる種類の不安を誘発する出来事により、アドレナリンのレベルは上昇する。このような状況では、心拍数が上昇し、めまいや吐き気、過剰な警戒心（いわゆる闘争・逃走反応）を感じ始めるかもしれない。

興味深いことに、脳は慢性的な逆境や持続的なストレスに対して、異なる一連のホルモンを分泌する。まず、視床下部から副腎皮質刺激ホルモン放出因子（ＣＲＦ）が放出される。これによって、脳下垂体から副腎皮質刺激ホルモン（ＡＣＴＨ）の産生が増加し、そしてＡＣＴＨは副腎からのコルチゾール（ストレスホルモン）の放出を調節する。コルチゾールは、代謝（筋肉に燃料を供給するなど）に重要な影響を与えるだけでなく、多くの脳領域との結合を介して、行動など体全体に大きな影響を及ぼす（88ページ図５）。

慢性ストレスに対する正常な適応と異常な適応の違いは、後者の場合は正常なフィードバックループが思うように機能しないことである。これにはいくつかの意味合いがあり、たとえば、「恐怖条件づけ」や「報酬と罰」に関する感情的な記憶の発達にはＣＲＦのレベルが重要であることを示している。また最も重要なのは、血中のコルチゾールレベルが高くなってもＨＰＡ系が機能しなくなることがあり、血中コルチゾールレベルの正常な日内変動が失われるという点である。高濃度コルチゾールの状態が続くと、多くの脳細胞に悪影響を及ぼし、一部の神経細胞の死滅速度を速め、記憶や学習に悪影響を及ぼす恐れがある。これに加え、気分調節に関連する神経伝達物質の低下につながることもあるのだ。

気分、食欲、活力の変化は、ストレスに対する異常な反応とみることができる。これらは臨床的うつ病の主な特徴と似ており、多くの研究者がＨＰＡ軸の障害がうつ病の根本的な原因ではないかと述べている。一九八〇年代のある時点では、ＨＰＡ軸とフィードバック系の機能を測定する臨床検査（デキサメタゾン抑制試験と呼ばれる）が、うつ病の診断テストになりうると期待されていた。しかし、うつ病の動物やヒトモデルではＨＰＡ軸の異

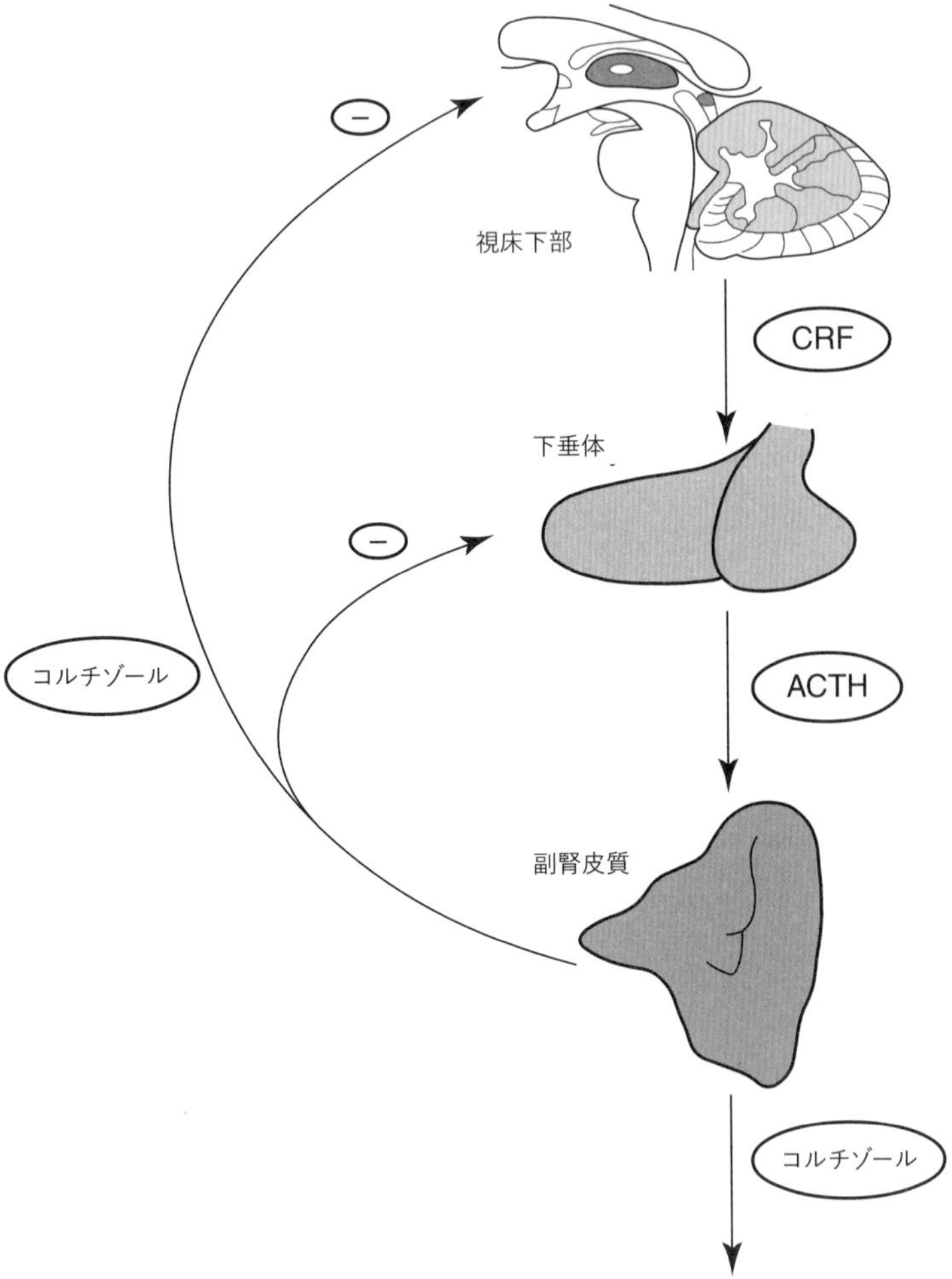

図5 視床下部-下垂体-副腎軸（HPA軸）と「正常な」ネガティブ フィードバックループ

常が示されているものの、うつ病を経験したすべての人がそのような異常を示すわけではなく、またHPA軸の異常を示す人のなかには、うつ病ではなく、不安障害や双極性障害、心的外傷後ストレス障害など、ほかの精神的問題を抱えている人もいた。

うつ病におけるHPA軸機能の変化の原因とその影響を解明することは容易ではないが、依然として国際的な研究の重要な焦点であることに変わりはない。多くの研究が、引き続きこのHPA軸の機能をターゲットとすることで、うつ病のリスク軽減や新しい治療薬の開発の可能性を探っている。

心理学的モデル：ベックの認知モデル

うつ病の認知・行動理論はいくつか記されているが、ここでは主にアーロン・ベックのモデルに焦点を当てる。アメリカのブラウン大学で医師の資格を取得したベックは、認知行動療法（CBT）の生みの親としても知られている。ベックは精神分析の科学的根拠を示せなかったこともあり、心理療法へと関心を抱くようになった。これは感情障害の理論より行動モデルが注目され始めた時期でもあった。ベックは精神分析理論の根拠を見つけようとしたが、うつ病患者の思考と認知に関する研究は、無意識の動機という概念を覆すものだった。ベックは、うつ病患者の体験をよりよく説明するには、個人の意識的な思考内容と情報処理の方法が非常に有力であることを発見し、一九六〇年代には、うつ病に関する彼の代表的な論文のなかで感情障害の認知モデルを詳しく説明した（図6）。

ベックのモデルは一連の仮説を提示しており、うつ病のような障害は、悲しみなどの正常な情動反応が誇張された形であると述べている。また、出来事や経験に対する感情的・行動的な反応は、個人の認知的な評価によって大きく左右されると考えられている。たとえば、「ほかの人は私のことを退屈と思うだろう」といった否定的な思考は、社会的回避を生む可能性がある。このモデルは、情報処理認知構造（思考・信条）および認知メカニズム（推論における系統的な誤りと呼ばれている）に関連した二つの重大な要素を含んでいる。

ベックのモデルでは、ある出来事や経験と同時、あるいはその直後に、個人の解釈は自動思考として要約される。フロイトのモデルとの違いは、ベックはこれらの自動思考は意識レベルで発生するため、それらに集中しない限り積極的に認識することはないが、個人的にアクセスすることはできると示したことである。特定の状況で発生する思考は、その人の感情や行動の反応を大きく左右するものであり、この一連の流れは「事象－思考－感情－行動」のリンクと呼ばれている。さらに、うつ病の人の思考内容は、自分自身、自分の世界、そして自分の未来に対する否定的な見方（いわゆるネガティブ認知の三連構造）に

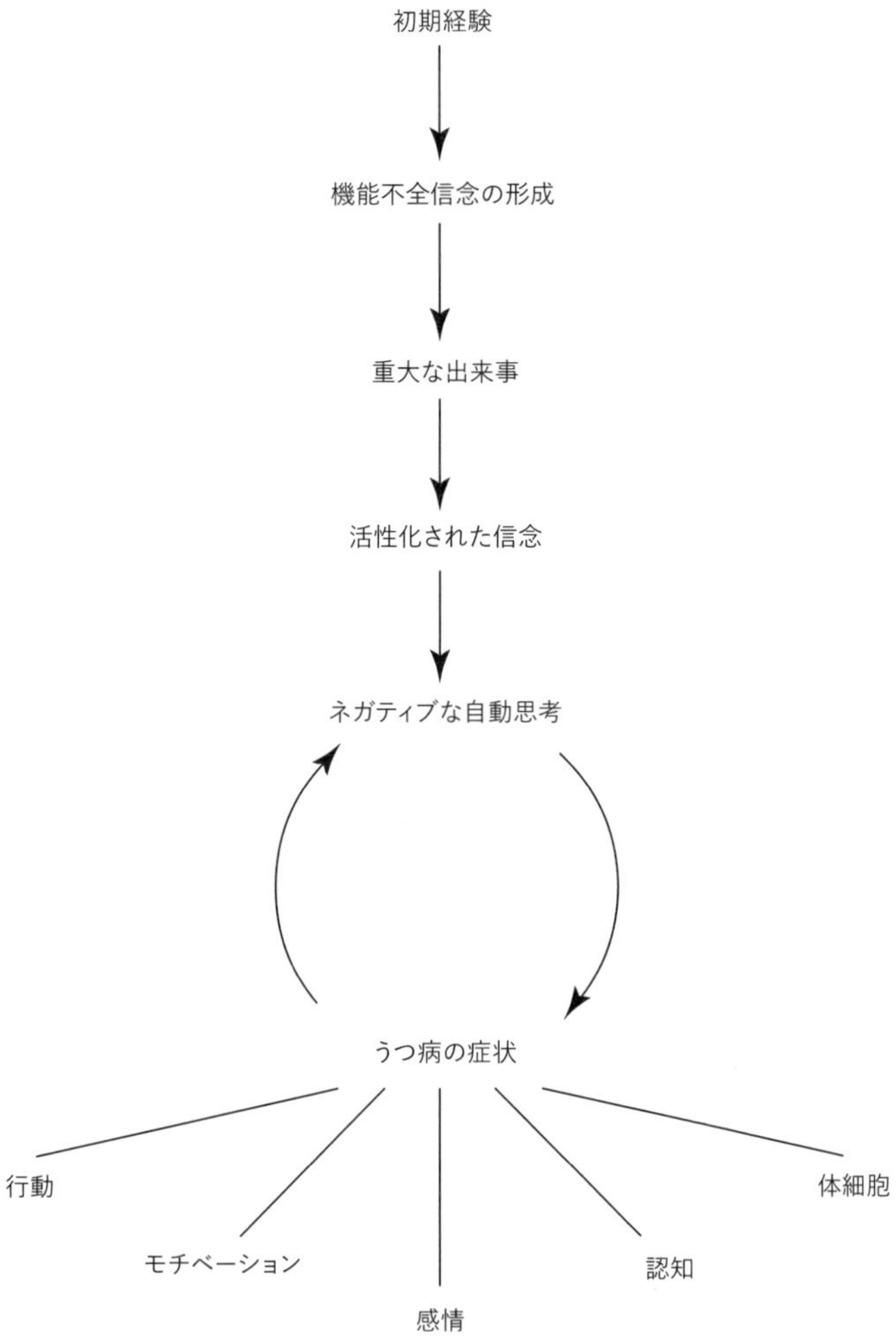

図6　ベックのうつ病の認知モデル

よって支配されている。

ベックの理論によると、自動思考に含まれるテーマは、非機能的な信念（または認知図式）と呼ばれる基礎的な認知構造の活性化を介して生成される。またすべての個人は、初期の学習経験から得られた一連のルール、すなわち「暗黙の仮定」となるものを導き出している。自動思考は一時的な出来事に特化した認知であるが、根底にある信念はさまざまな状況で機能し、より永続的なものである。一般的な個人がもつ基本的な信念のほとんどは非常に適応性があり、考えられた方法で行動し、反応しようとする私たちを導いてくれる。一方で、うつ病のリスクがある人は、不適切な信念をもつことにより、自分に好ましくない影響を与える可能性があると考えられている。このような信念は長期間眠った状態であっても、その人にとって特定の意味をもつ重大な出来事（その信念が最初に生まれたきっかけとなった出来事や似たような経験となる出来事）によって再び活性化される。たとえば、子どもの頃に情緒的ネグレクトを経験した人は、自分は愛されていないという否定的な思い込みをもち、これが個人的な拒絶の経験によって再活性化されることがある。

うつ病において、自動思考は、外部の出来事や内部の刺激（身体のなかから生じる）に対する偏った反応を表している。また、論拠を常に間違ってしまうことで、これらの思考が現実を正確に反映しているという誤った確信をもっている。つまり、個人が周りから得る情報を、自身が支持するものであれば選択し、そうでなければ遮断して反論する可能性がある。たとえば、うつ病の人は、友人が電話を返してこないと、（忙しいのだな、忘れているのだ、といったもっともな理由を考えるよりも）勘違いして「もう友情を大切にしていないのではないか」という考えに陥りがちとなる。重要なことは、このような誤った情報処理は、その人の気分をさらに悪化させ、よりネガティブにするということである。さらに日常生活の経験に対して否定的な解釈をするリスクを増加させ、抑うつ気分を悪化させる。

ベックは、自分が無力である、または愛されていないといった根本的な考え方が個人をうつ病に陥りやすくさせるのではないかと示唆した。このように、コントロールが難しい出来事や人間関係の困難を伴う出来事がうつ症状の発生に大きく関係しているのかもしれない。特に、自尊心が低い、または揺らぎやすい場合は、「自己」に対する考え方がうつ病を長引かせる重要な要因になる。

ベックのモデルに対する主な批判は、自動思考や誤った論拠がうつ病のエピソードの発症に先行するのではなく、実際には気分がネガティブに変化した結果なのではないかという点である。この点は以前よりベック自身も認めており、ネガティブ思考が気分の低下につながり、新たなネガティブ思考につながるという悪循環は、場合によっては関連性があるかもしれないが、症状の異なるうつ病では長く続く要因になりうると述べた。さらなる問題は、適応力のなさの根底にある思考パターンがうつ病の別の脆弱性因子なのか、あるいは個人の気質や個性を表しているものなのかが未解決のままであるという点だ。思考の機能不全はさまざまな精神衛生上の問題でも報告されており、生物学的モデルと同様に、モデルの主な要素がうつ病を具体的に指し示すとは限らない。

この四十年の間に、認知モデルの開発や改訂は幾度となく行われてきた。たとえば、ネガティブな気分を増幅させる「対処スタイル」は反芻《はんすう》と呼ばれる。熟考を重ね、状況から距離を置き、十分な視野を得て自分自身へのマイナスの影響を減らすような反芻的対処スタイルは、必ずしも問題ではない。しかし悩みをもつ人のなかには、「なぜ自分にこんなことが起こるのか？」と自分自身の否定的な感情に気を取られ、否定的な認知－感情ループから抜け出せなくなる人もいる。このような反応を「落ち込んでいることに落ち込む」と表現することがあるが、これは問題を積極的に解決しようと取り込む姿勢が低下していることを指し、うつ病の発症とその後の継続にも密接に関連する。そのため反芻は、開発中であるＣＢＴの新しいモデルにおいて重要な潜在的ターゲットであり、マインドフルネスに使用されるモデルにも関係している。

社会的モデル：ブラウンとハリスによる女性のうつ病に関する研究

抑うつ障害の発症リスクを高める社会的要因について少し考察すると、その多くが相互に関連しているため、同時に発症する可能性が高いという結論に至る。これは失業や社会的地位の低さ、劣悪な住宅など、さまざまな形で相互に関連しうる問題に関して特に当てはまる。当初、研究者たちは、これらのマクロレベルの現象を切り離すことは困難であると考えた。個人の社会的状況や社会的役割の質、人生の出来事に対する個人的な受け取り方の違いなど、一人ひとりの経験を明確に理解することは難しいと考えていたのだ。イギリスの心理学者ジョージ・ブラウンと社会学者のタイレル・ハリスは、一九七〇年代から一九八〇年代にかけて一連の研究を行い、社会的視点と心理学的視点を結びつけ、それらがどのようにしてうつ病の発症を高めるか理解しようとした。この研究の重要な要素は、あらゆる人生の出来事や社会的困難が個人にとってどのような意味をもつのかを調べるという、新しいタイプの調査インタビューが実施されたということだ。

まず研究チームは南ロンドンの女性にインタビューして、10％近くの女性が前年にうつ病を発症しており、うつ病になった10人中９人が深刻な逆境（家庭内暴力のような否定的な人生の出来事や認知症の親の介護のような進行中の困難）を報告していることがわかった。これとは対照的に、抑うつ状態にならなかった女性のうち、深刻な有害性を報告したのはごく少数であった。また研究者たちは、労働者階級の女性たちの間ではうつ病率がはるかに高いが、これは家庭に子どもがいる女性のみに見られることも明らかにした。ブラウンとハリスの研究では、生活のなかで親密な関係にある者から社会的支援を受けていなかった女性は、ネガティブな経験に直面するとうつ病になる可能性が4倍に増えることがわかった（参考6）。研究者たちは、これらの生活上の出来事に直面してうつ病を経験した女性は一連の特定脆弱性因子を報告する可能性が高いとした（代表的著書『*Social Origins of Depression: A Study of Psychiatric Disorder in Women*（うつ病の社会的起源：女性の精神疾患に関する研究）』に掲載された調査結果より）。

彼らの二つ目の研究は、自宅に子どもがいる労働者階級の女性に焦点を当てたものだった。ロンドン北部の内陸部にあるアイリントンに住む４００人以上の母親にインタビューを行い、当時うつ病を患っていた人は研究対象から除外した。一年後、３００人以上の女性に再びインタビューを行い、うつ病の新たな発症に関連する社会的および心理的経験を調査した。生活上の出来事に関する知見は特に示唆に富むものであり、類似の出来事に対する反応の違いやうつ病の発症や回復に関連する出来事の性質を説明する重要な注意点がいくつか明らかになった。たとえば、一つ以上の脆弱性因子（参考6）をもつ女性の場合、重度の脅迫的な出来事、特に喪失に関する出来事がうつ病の重要な前兆因子となることがこの研究で確認された。

より精巧な評価方法を用いることで、研究者らは、「屈辱」や「閉じ込め」体験に分類されるような生活上の出来事が特にうつ病発症と関連していることを明らかにした。この点は興味深いといえる。屈辱を伴わない喪失体験は、そののちにうつ病の発症に至る可能性が50％以上低かった。このような出来事と一部の女性が感じる羞恥心との間には、根底にある自尊心の低さが関係していると説明された。また研究者らは、生活の一部で困難（夫婦関係の問題など）を経験しているうつ病の女性であっても、別の領域（大学のコースを始

参考6　ジョージ・ブラウンの女性における脆弱性因子

・14歳未満の子どもが3人以上いること
・無職である
・打ち明けられる関係がない
・11歳前に母親を亡くしている

めるなど）での「再出発の出来事」が、回復への道筋をつけるのに役立つことが多いと報告している。以上のことから、これらの知見は、うつ病を発症する素因の違い、特定のうつ病エピソードを誘発するリスク因子だけでなく、病気の経過を変えて回復をもたらすような社会的な出来事に関しても重要な洞察を与えている。

バイオ・サイコ・ソーシャル（生物・心理・社会）モデル

うつ病理論について、メディアが偏った見解を表す一方で、研究者は心理学的、社会的、生物学的モデルの要素の間には重要な重複があることを認識する傾向にある。たとえば、根底にある考えを活性化し、うつ病のサイクルを始動させるのは、個人にとって特別な意味をもつ出来事であるというのがベックの概念である。これは、ブラウンとハリスの研究で記述された、うつ病のリスクをもつ女性がうつ病を発症するきっかけとなる生活上の出来事の概念と非常によく似ている。

神経内分泌系とモノアミン系のモデルは、これら二つの生物学的システムが連結しているため、神経伝達物質とストレスホルモンの調節に影響を与えると強調している。また、生活上の出来事や慢性的な逆境が神経・神経内分泌系の変化をもたらす大きな原因であることを認識し、個人の社会的・家族的環境におけるストレスレベルに重点を置いている。

ここで説明した四つの理論は、ストレス因子と脆弱性因子の相互作用を強調している。これらのアプローチをより完全に統合するためには、たとえば、なぜ一部の人はモノアミンの機能障害を発現したり、ストレス因子に対してより感受性の高いＨＰＡ系を有したりするのか、また一部の人はなぜ機能障害や無用な概念をもっているのかなど、脆弱性の原因を考察することが有用である。

図7は、ストレス－脆弱性モデルを簡単に表したものである。この単純な模式図では、極度のストレス下では誰もが抑うつ的なエピソードを経験する可能性があることを示しているが、脆弱性の異なる要素を区別することはできない。「自然対育成」の区別が現在でも困難であることを示すために、遺伝子と環境の相互作用と、体内の多くの異なるシステムがどのように影響し合うかについ

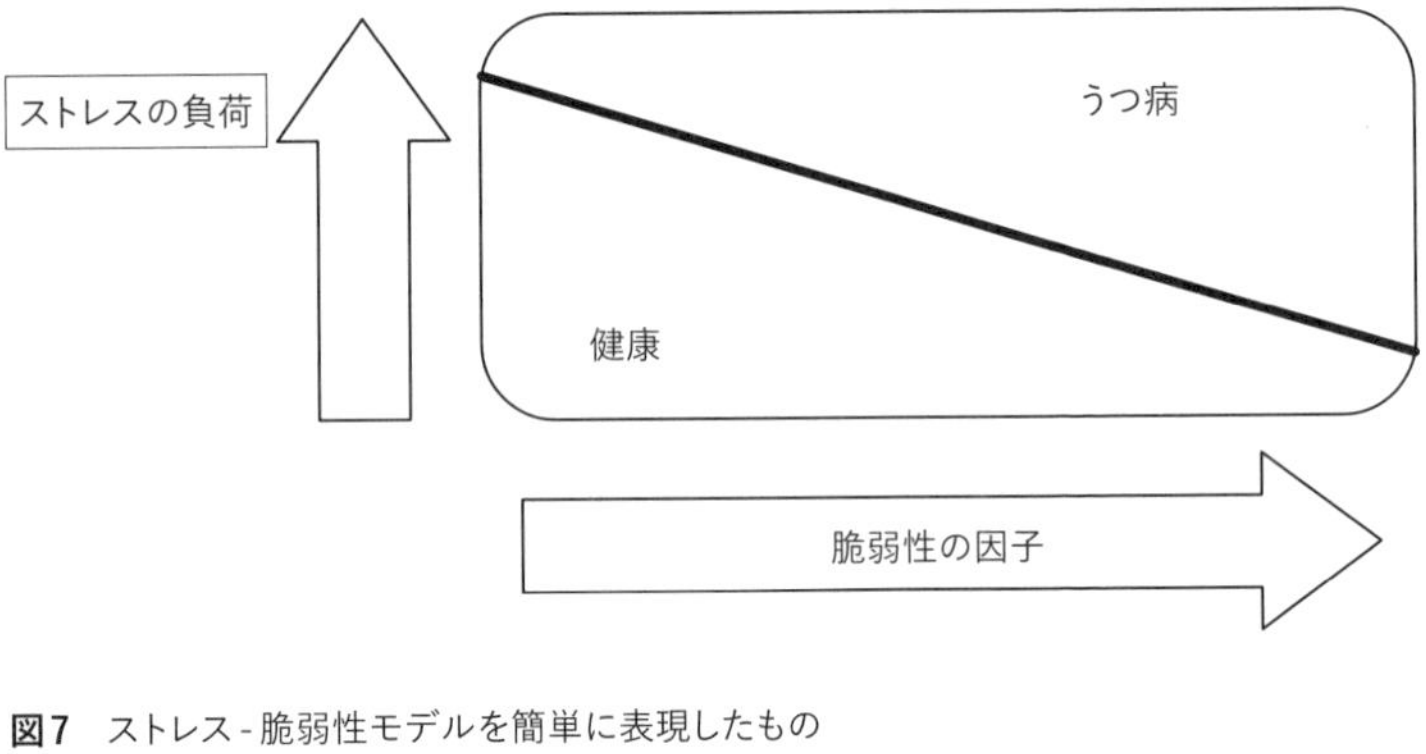

図7　ストレス - 脆弱性モデルを簡単に表現したもの

て現在の考え方を簡単に紹介する。まずは家族、そして次に遺伝子および環境の研究を考察してみよう。

家族研究

うつ病は遺伝的側面があり、うつ病の既往歴のある親の子どもは、うつ病エピソードを発症するリスクが2～4倍になり、一世代以上の家族歴（親や祖父母など）がある場合、うつ病のリスクが高まるだけでなく、人生の早い時期に発症する可能性が高くなるということは、世界中の研究で繰り返し強調されている。しかし、これらの知見は、うつ病が遺伝することを証明するものではない。たとえば、うつ病の親と同居していると、家族間の交流に悪影響を及ぼし、ほかの家族もうつ病になる可能性が高くなる。また、家族内で複数の世代が影響を受けているということは、各世代が特定の行動パターンやいわゆる対処スタイルを身につけている可能性があり、それが家族環境に影響を与え、次の世代もうつ病のリスクが高くなることを意味する。

遺伝的脆弱性

うつ病の遺伝的脆弱性を明らかにするためには、ある親族グループの遺伝子構成を調べることが有用であるが、なかでも最良な方法の一つが双生児研究である。双生児には、１００％の遺伝子を共有する一卵性双生児と、50％の遺伝子を共有し、兄弟姉妹と遺伝子的にほぼ変わらない二卵性双生児がある。この知識を使い、研究者は双子の片方のうつ病の割合を確認し、次に二人目の双子がどのくらいの頻度でうつ病症状を報告するかを調査する。一組の双子ペアにおける両方のうつ病頻度は一致率と呼ばれている。遺伝的因子が関係している場合には、一卵性双生児の一致率は非一卵性双生児の一致率よりも高いはずであり、後者のグループのうつ病の発生率は、遺伝子の50％を共有している兄弟や両親に見られる発症率とほぼ同じでなければならない。

ロンドンのモーズレイ病院で行われた１００組以上の双子を対象とした研究では、一卵性双生児のうつ病の一致率は約46％であったのに対し、非一卵性双生児では約20％であった。同様の結果はほかの双子研究でも示されており、遺伝的脆弱性や遺伝に関する二つの非常に重要な問題点が浮き彫りになっている。第一に、うつ病発症のリスクには遺伝的因子が重要であること、そして第二に、うつ病を発症した人と遺伝子の１００％を共有していたとしても、その人がうつ病のエピソードを経験するとは限らないことである。後者は、うつ病に対する遺伝的脆弱性をもつ人の発症は、遺伝的因子だけでは説明できず、社会的、心理的、環境的因子も、実際に臨床エピソードを経験するかどうかを決定するうえで重要であることを意味し、強調する価値がある。

この情報を理解するためには、「遺伝的リスク」が実際に何を意味するのかを一時的に考えてみることが役に立つ。親から受け継いだ遺伝子は、私たちの身体的特徴や髪の色などの特性を決定するうえで重要であり、また遺伝子は私たちの性格的特徴にも影響を与えることがある。しかし、基本的なレベルでは、遺伝子は生物学的プロセスを制御しており、実際多くの遺伝子がしばしば複雑に相互作用しながら特定の形質の発現に影響を与えている。特定の行動や特定の感情状態に関連づけられている遺伝子は一つもない。そのため、人が内向的であるか、または外向的であるかを決定づける遺伝子は決して見つけることはできない。同様に、「うつ病の遺伝子」や「統合失調症の遺伝子」も存在しない。より妥当性のあるモデルは次のようなものだ。(a)ある種の精神的プロセスや行動はほかのものよりも強く遺伝するが、(b)遺伝的因子が関与している場合でも、多くの遺伝子が関与している可能性が高く、(c)個々の遺伝子が最終的に及ぼす影響はわずかであり、さらに複雑なことに多くの遺伝子の活動は、環境によってオンになったりオフになったりする。

遺伝子暗号の複雑さにもかかわらず、いくつかの興味深い知見が得られている。特定の染色体上の遺伝子（たとえば、遺伝子12、15qなど）とうつ病の関連性が予想以上に高いことがヒトゲノムプロジェクトによってわかったのだ。さらに一部の研究者は、セロトニン受容体に影響を与える遺伝子とモノアミン酸化酵素（モノアミンの分解に影響を与え、うつ病と関連する可能性がある酵素）に影響を与える遺伝子との間にも関係性があることを報告している。しかし、当初有望であった関係性がその後の研究で再現されないことが多いため、これらの知見は慎重に検討する必要がある。

研究結果を再現した例としては、キャスピーと呼ばれる精神科医が率いるグループの研究がある。このグループは二〇〇三年に、セロトニンを調節する遺伝子と、幼少期の虐待やネグレクトなどの重大なトラウマ体験から立ち直る能力（すなわち回復力）との間に関連性があることを報告した。研究者たちは、三歳頃から二十五歳頃までの間、個人の将来を見越した長期的な地域社会の研究を実施した。その結果、セロトニン輸送体遺伝子の変異型（専門的には5HTTLPR-Sと呼ばれる）をもつ個人は、別の変異型（5HTTLPR-Lと呼ばれている）をもつ個人よりも、ストレスの多い生活上の出来事に反応してうつ病を発症するか、自殺願望を抱く可能性が高いことがわかった。さらなる研究により、実験室の条件下で「脅迫的な刺激」にさらされた場合、S変異型をもつ人は扁桃体と呼ばれる脳領域

（感情の調節に関与することが知られる）の活動が増加していることが示された。これらの所見は、環境事象に対する個人の反応が遺伝子によって緩和され、遺伝子が脳の情動反応を調節する領域の神経伝達物質（間接的にＨＰＡ軸に沿って）に作用しているという、遺伝子と環境の相互作用の証拠として捉えられた。

この研究は精神医学の研究者たちの注目を集め、『サイエンス誌』はメンタルヘルス分野で最も重要な発見の一つであると宣言した。しかし、その後のすべての研究がこれらの発見を再現したわけではないため、環境ストレスを受けたのちに発症するうつ病と、セロトニン輸送体遺伝子との間にどの程度の強い関連性があるのかは不明である。重要なのは、うつ病、遺伝子、環境の関連性を明らかにしようとする研究では、どの遺伝子が重要なのかだけでなく、その遺伝子が原因と結果の関係をどのように媒介しているかを説明する必要があるということだ。その点では、情動調節に関与するモノアミンを調節する遺伝子と、その遺伝子のキャリアにおいてストレス（ＨＰＡ軸）反応が誇張されているという所見との関連性は、少なくとも今後の研究のためのひな型となるであろう。

環境の影響

うつ病のリスクを高める特有の環境的影響は、うつ病の親の子どもに限定されるものではなく、さまざまな社会的状況のなかであらゆる形で作用する可能性がある。たとえば、人格の発達は、遺伝的構造だけでなく、確実な愛情の発達や母子分離の経験、環境の「情緒的温度」（親の愛情や支配の度合い）など初期の親子関係によって影響を受ける。これら初期の社会経験の潜在的な影響を説明するために、いくつか例を挙げてみよう。

第3章では、多くの女性が出産前の期間にうつ病の症状を示すことから、産後うつは時に誤った名称になると述べた。いくつかの研究では、妊娠中のストレスは、早産のリスクが高まったり、また子どものＨＰＡ軸の発達に直接的な影響が出てしまったりするなど（これはセットポイント理論として知られる）、子どもへ悪影響を与える可能性があることを示唆している。胎児の発達は、子宮内環境の影響を受けており、高レベルの母親のストレスホルモン（胎盤を通じて胎児の血流に渡すことができる）は、ＨＰＡ軸などの胎児のシステムの発達に影響を与える可能性がある。これは、子どもがより感受性の高いＨＰＡシステムを発達させ、ほかの子よりもストレスや辛い経験に反応して、より多くのコルチゾールを産生することを意味する。

小児期における辛い経験の多くは、成人期のうつ病リスクを高める。これらはいくつかの欠乏と関連している可能性があり、栄養不良や感情的ネグレクトなど社会的状況と関係している。また、これらの経験がセロトニン作動系の発達やＨＰＡ軸の感受性に影響を与える可能性があるという証拠も出てきている（これらのシステムの多くは小児期を通して発達し続ける）。たとえば、現在うつ病を患っている成人女性で、小児期に虐待を受けた経験をもつ人は、虐待歴があってもうつ病を患っていない女性や健常対象（虐待やうつ病を報告していない女性）と比較して、ストレスに反応してコルチゾール濃度が上昇することが示されている。また、ストレスに対するＡＣＴＨとコルチゾール反応、虐待の程度、そしてうつ病の重症度との間に正の相関があった。研究者は、虐待歴をもつうつ病の女性が慢性的にＨＰＡ系が過剰に活性化していたことを示していると解釈した。つまり、こうした人たちはほかの人と比べて、ちょっとしたストレスでも「怒りに達する」ことがあるということだ。

要約すると、本章では、モノアミン仮説やうつ病の社会的起源といった一次元モデルがうつ病を理解するために重要な構成要素であることを示した。しかし、実際には、うつ病になる原因や経路は一つではなく、図８（１０８ページ）が示すように複数の要因がうつ病への脆弱性を高めている。うつ病のリスクがある人が実際にうつ病を発症するかどうかは、ある種の生活上の出来事にさらされているかどうか、それらの出来事に関連した脅威または苦痛のレベル（認識的・感情的な反応や気質に影響される）、それらの経験に対処する能力（ストレスに対する回復力や適応力）、そして生物学的なストレスである感受性システムの機能（身体のストレス反応を切り替える境目を含む）によって大きく左右される。

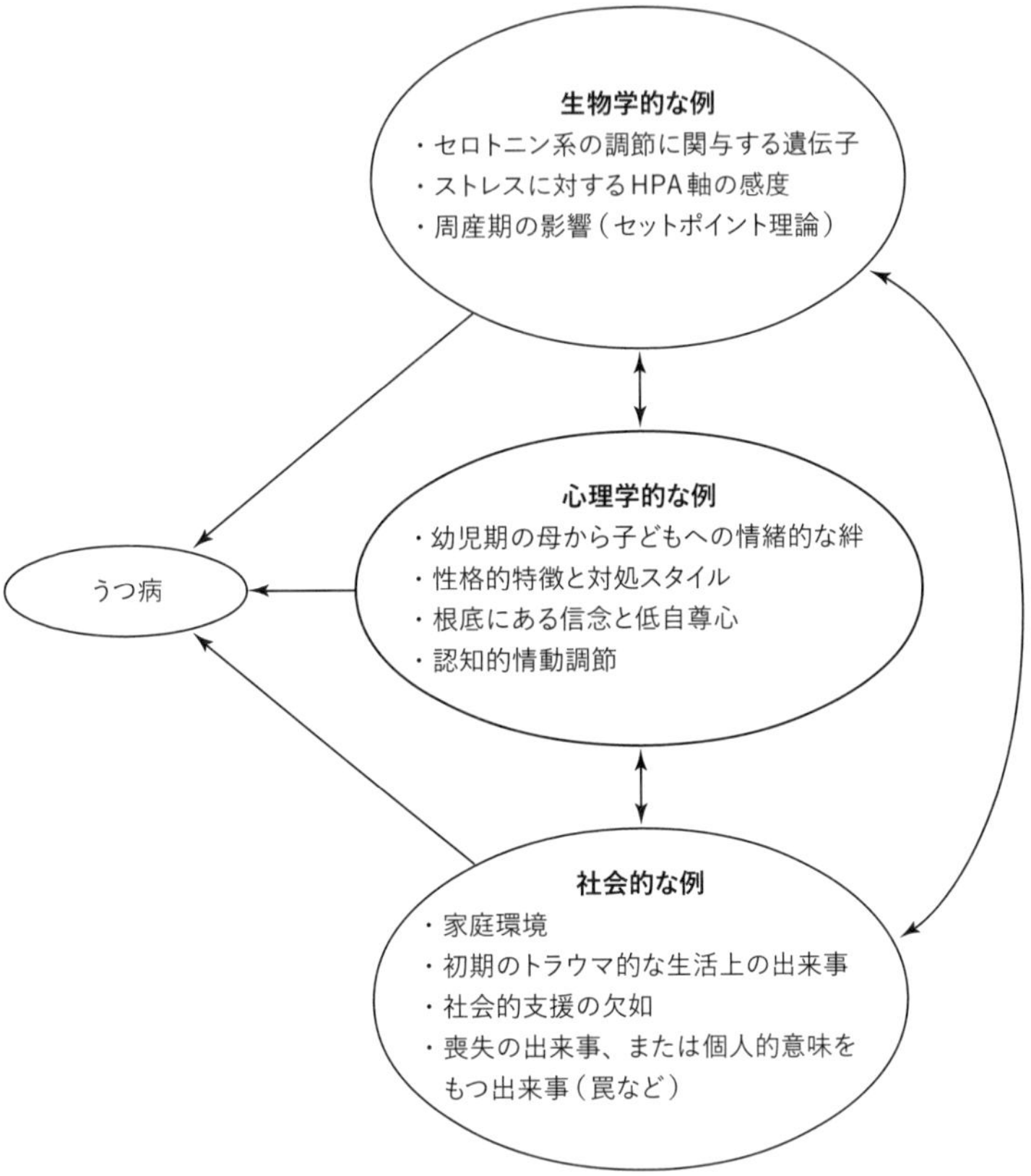

図8　うつ病の発症に関与する潜在的な要因のいくつかを示す図

5

治療法の進化

第1章と第2章では、長い歴史のなかで、人々がうつ病を受け入れようと試みてきたことを説明しようとした。古代では、この問題をメランコリアと呼び、黒胆汁と体液の不均衡との関連を意味していた。当時の治療法は、ハーブや調合薬、腸内の毒素を洗い流す下剤、血液中の不純物を除去するヒルなど、主にバランスを取り戻すことを目的としたものだった。中世になると、物理的なものをメランコリアの根本的な原因とする考えが否定され、個人にとり憑《つ》いたとされる超自然的な力や悪の力を標的とした治療法となり、初期タイプの拘束衣から魔女狩りまで、懲罰的な介入が行われるようになった。十七世紀と十八世紀には、メランコリアの原因に対する機械的・循環的な理論が人気を博し、治療法としては、嘔吐を誘発するための機械的な装置（たとえば回転する椅子）や、患者を興奮させて無気力状態を克服させようとするブランコ椅子などがあった。

現在、私たちが認識しているうつ病の原因（第4章で議論した）と当時の考えは類似する点がほとんどなかったため、初期に考案された個々の治療法は、ほとんど成功することはなかった。そのため、何世紀にもわたってメランコリアの患者を家庭環境から追い出すということを主な介入としてきたのである。最古の精神病院として知られるものは七〇五年頃にバグダッドで誕生した。イスラム教徒の医師は患者に対して人道的なアプローチを行うことで有名であった。ヨーロッパでは、一三〇〇年代に精神病院ができるまで、主に修道院がケアを行っていた。しかし、これらの施設の主な役割は、精神疾患をもつ人々を社会から遠ざけるための監護的ケアであった。フランスのピネルやイギリスのウィリアム・トゥークなどの改革派により、精神病院の役割がより治療的な環境へと変わり始めたのは、十八世紀に入ってからのことである。

二十世紀に入る頃にはクレペリンの精神障害の分類体系が定着し、躁うつ病やメランコリアの患者が精神病院に収容される可能性が高くなった。しかし、現在はより広範囲の人にうつ病の診断が適用されるようになり、その多くがフロイトの神経症の見解に合致する症状をもっている。そして、そうした患者は、外来で治療されることが多くなった。

二十一世紀におけるうつ病への介入方法の進化を伝えるため、まず、精神病院に収容された人々に行う鎮静法(バルビツール剤、インスリン昏睡療法)と生物学的治療(電気痙攣《けいれん》療法、経頭蓋磁気《けいとうがいじき》刺激、精神外科手術)について議論する。これに続いて、現在、入院患者や外来患者に使用している抗うつ薬や気分安定薬のリチウムなど、薬物の開発について議論し、最後に、主に外来患者の治療法として使用される心理療法について述べることにする。

鎮静剤治療

初期に精神医学で使用されていた、患者を落ち着かせることができる唯一の薬は鎮静剤であった。またこれは、大人数の患者を精神病院の限られた職員が簡単に管理するためのものでもあった。モルヒネ、ヒオスチン、クロラール、そしてのちにはブロム剤など、すべてがこうした用途で使用された。一八九九年には、エディンバラの精神科医ニール・マクルードが精神科治療として初めてブロム剤による睡眠導入を試みた。急性躁病に苦しむ患者にブロム剤を使用すると、患者は何日間も眠り続けた後、日を覚ましたときには症状が「治まって」いた。しかし、ブロム剤には毒性があることが判明し、死亡者も出たため、ブロム剤による睡眠治療はすぐに中止された。一九二〇年代には、スイスの精神科医クラエシが長時間の睡眠を誘発して患者を落ち着かせるためにバルビツール酸塩を使用した。これにより、患者と医師の関係が改善し、心理療法の可能性を高めていった。この治療法は人気だったが、再び多くの死者を出すことになり、中止された。しかしながら、外来でのバルビツール剤の使用と乱用は何十年にもわたって続いた。アメリカでは精神分析医のヘンリー・スタック・サリバンが、患者が十分に落ち着いて心理療法に参加できるよう、アルコールの使用を提案した。

一九三〇年代には、ベルリンの民間療養所で働いていた医師マンフレッド・サケルの研究がきっかけとなり、インスリン昏睡療法が流行していった。彼はインスリン注射（血糖値を調節するホルモン）により、アヘン中毒に侵された患者の動揺が抑えられ、またインスリンの投与量を増やすと、患者が昏睡状態になった後に非常に穏やかになり、イライラすることが少なくなったと指摘した。サケルは当初、統合失調症の治療にこのインスリン昏睡療法を提案したが、次第に気分障害にまでこの治療法が広がり、イギリスの精神病院ではインスリン病棟と呼ばれる病棟を開設するほどであった。治療では一度に一～三時間、インスリンが投与され、二～三カ月間（60回以上のセッション）続けるように計画されていた。昏睡から回復するにはブドウ糖を投与したが、合併症を発症することもよくあり、死亡率も1～10％あった。

インスリン昏睡療法は、当初、大きな効果があると考えられていたが、その後の再調査で、プラセボ効果によってもこの結果を説明しうることが明らかとなった。また、ブドウ糖の供給が絶たれたことで脳に永久的な損傷を引き起こし、反応が低下した可能性があることも指摘されている。

生物学的治療：ショック療法から迷走神経刺激まで

幾多の「ショック療法」（のちに電気痙攣療法またはＥＣＴと呼ばれる）が、何世紀ものあいだ、記述に残されている。しかし一九三〇年以降のショック療法は、当初、統合失調症や躁うつ病などの重度の精神障害をもつ人はてんかんに罹患していないという仮説により導入され、発展していった。この仮説は今では反証されている。この考え方は、重度の精神障害者に痙攣を誘発すると症状の軽減につながるのではないかという仮説につながった。イタリアの精神医学者であるウーゴ・チェレッティ教授と助手のルシオ・ビーニは、樟脳《しょうのう》などの化学物質ではなく、電気を使って初めて人間にてんかん発作を起こさせた。

ＥＣＴの作用機序に関する仮説が間違っていたにもかかわらず、うつ病の症状の軽減に効果があるとされ、一九四〇年代から一九五〇年代にかけてＥＣＴが幅広く使用されるようになった。もともとＥＣＴは麻酔なしで行われ、激しいてんかん発作を起こすために、骨折などを引き起こすこともあった。当然ながら、この治療法は恐れられ、懲罰的なものとみなされるようになった。『時計じかけのオレンジ』『カッコーの巣の上で』などの小説に、罰としてＥＣＴを使用することで永続的な負の影響を受けるという多数の生々しい記述があり、シルヴィア・プラスの『ベル・ジャー』など、幾人もの有名な作家によってＥＣＴの否定的な経験が語られている。ＥＣＴの未修正版には記憶障害などの副作用があり、作家のアーネスト・ヘミングウェイも苦言を呈していた。

　公的調査によると、現在使用されている修正型のＥＣＴに対する意見は和らいできてはいるが、依然として多くの論争の種になっていることに変わりはない。ＥＣＴは主に重度のうつ病や躁病で、ほかの治療法に対する反応が見られない場合に使用され、その手法は映画で描かれていたような初期の原始的な介入方法から根本的な改良が施されている。たとえば、痙攣している姿を患者自身の記憶に残さないために麻酔薬を投与して意識を失わせたり、脳の電気的活動を測定してＥＣＴのプロセスを監視したりしている。こうした改良により、ＥＣＴは患者やその家族に多少は受け入れられるようになったが、ＥＣＴの仕組みが明確になっていないために依然として懸念は残っている。現在の仮説では、発作により脳細胞の受容体（脳内の化学伝達物質のドッキングシステム）が化学伝達物質の影響で敏感になり、それが神経系の周囲に強い信号を送るため、神経伝達物質とホルモン系（第3章参照）の機能不全を修正するのに役立つとされている。

　現代の精神医学の現場でＥＣＴを使用する主な理由は、迅速に症状を改善することができるからだ。そのため、食事や飲み物を適切に摂取することさえできないほどのうつ状態に陥っている場合、つまりうつ病が精神的危機から救急医療事態になった場合によく使用されている。慢性的なうつ病でも、生命を脅かすようなエピソードが少ない人は、経頭蓋磁気刺激（ＴＭＳ）と呼ばれる新しい治療法を行うことが増えてきたのは興味深い。これは麻酔の必要がなく、電磁コイルを頭皮の上に置き、磁場を利用して脳内の神経細胞を刺激することでうつ病の症状を改善するものである。

　精神疾患の治療法としての精神外科手術は、産業事故によって脳に損傷を受けた人の気質が変わって以前より穏やかになる兆候があったことから生まれ、発展した。一八九〇年代以降、前頭葉と脳の残りの部分を接断することでこうした脳の変化を外科的に再現し、感情的な反応を抑えられることが示され、重度の不安やうつ病の治療法として使用できるとされた。一九三五年、ポルトガルの神経学者エガス・モニスは、「リューコトーム」と呼ばれる器具を使って脳の前頭葉の一部を破壊する「リューコトミー」と呼ばれる外科手術について記述した。リューコトミー手術で大成功を収めたモニスは一九四九年にノーベル賞を受賞している。

　アメリカでは、ウォルター・フリーマンとジェームズ・ワッツがこの技術をさらに発展させ、その技術を「ロボトミー」と呼んだ。ロボトミーは患者を穏やかにする一方で、判断力や社会性を低下させ、人格の変化を引き起こす可能性があった。この手術を乱用する危険性について、一般の人々をはじめ、文献や映画によりその懸念が明らかになっている。ロボトミーの誤用については、ケン・ケーシーの小説『カッコーの巣の上で』およびその映画でも、その古典的で悲惨な治療の様子が描写されている。入院病棟のリーダーであるナースのラチェットを襲った反抗的なランドル・マクマーフィーを罰し、その行動を制御するため、ロボトミーが実施されていた。この映画を見た人がアンチ精神外科になることは間違いないだろう。

過去六十年間においては、ほかの治療法が登場したことに加え、精神外科手術を行う理由が吟味されてきたことから、ほとんどの国で精神外科手術が激減した。一九五〇年代初頭、イギリスでは約1万4000人に対して前頭部のリューコトミーが行われており、女性に対する手術の数は男性の約2倍であった。一九七〇年代のイギリスでは、手術数は年間100件以下となり、現在では年間10～20件とかなり少なくなっている。手術の実施は入念に規制されており、広範な評価を経たのちに厳選された症例のみが専門施設で実施される。外科的治療が必要だとされるのは、通常、大変な苦痛を伴う重度の衰弱性慢性うつ病や強迫性障害で、ほかの治療法では効果が得られないような状況だ。手術方法も根本的に改善されており、初期で使用されていたような大雑把なアプローチから、感情の制御に関連する選択された脳の一部分に小さな電極を配置するといった、定位脳手術と呼ばれるコンピュータ化したアプローチに変化している。

迷走神経刺激(VNS)は精神科に導入された最新の外科手術法であり、もともとは治療抵抗性てんかん患者の治療のために導入されたものである。VNSは脳への手術を伴わないため、技術的には精神外科手術ではないが、外科的にペースメーカーのような装置を体内に移植する必要がある。装置に取り付けられたワイヤーから首の左迷走神経に短いインパルス(持続時間は約30秒程度)を伝達することができる。迷走神経は脳の重要な領域との接続が多いため、迷走神経を刺激することで気分の調節に関与する脳の領域のいくつかで活動が変化すると考えられている。迷走神経の使用に関する根拠が明確でないため、すべての国でうつ病の治療法として推奨されているわけではない。また、潜在的な欠点として、反応が遅いという点があり、装置を移植してから九カ月以上、VNSの効果が明らかにならないこともある。現在のところ、VNSの使用は治療抵抗性のうつ病患者に限られている。

薬：
抗うつ剤、リチウム

一般の人々は以前から、うつ病にこのような生物学的治療を使用することに疑念を抱いており、治療が悪用されるのではないかという懸念を繰り返し訴えてきた。しかし、生物学的治療が廃止された最大の理由は、特定の精神疾患の治療薬が発見されたことにある。

一九五〇年代になると、一般的な病状に対する薬理学が急速に発展していった。精神科医も、自分の専門分野で使用する薬物治療法を見つけようと熱心に取り組んだが、発見されたもののほとんどは一般医学の研究から派生したものだった。たとえば、一九五一年、フランス海軍の外科医だったアンリ・ラボリットは、患者の外科的ショックの主な原因は使用される麻酔薬にあると考え、それを軽減する方法を見つけたいと考えていた。ラボリットは抗ヒスタミン薬を使って実験を進めるうちにクロルプロマジンを見つけ、この薬を投与された患者は不安感が和らぎ、感情や痛みに無頓着になることに気づいた。この発見が精神科医のピエール・ドニケルの目に留まり、ドニケルと同僚のジャン・ドレーはパリのサンアンヌ病院でクロルプロマジンを使用するようになった。

ドニケルとドレーは、クロルプロマジンが統合失調症、躁病、そして重度のうつ病患者に非常に有効であると報告している。実際に何年も施設で療養していた患者が退院して、地域社会で普通の生活を送れるようになったことから、この治療法は精神科病院の閉鎖につながる革命的な治療法であると楽観視する向きもあった。クロルプロマジンは、うつ病よりも統合失調症の治療に適切な薬だったが、クロルプロマジンの発見と精神障害患者への導入が精神科医療のあり方を変え、ほかの薬を探そうというモチベーションにもつながった。イミプラミンと呼ばれる最初の抗うつ薬の一つは、抗ヒスタミン薬に似た化学構造をもっていた。

うつ病のモノアミン説の台頭に伴い、最初に三環系抗うつ薬（接続した三つの環を構成する化学化合物であることからそう呼ばれている）が導入され、次にモノアミン酸化酵素阻害薬（酵素モノアミン酸化酵素の活性を阻害することからそう呼ばれている）が導入された。これらの薬物はシナプスで利用可能なモノアミンの量を増加させたが、薬物によっては特定のモノアミンに対してほかのモノアミンよりも大きく作用することがあった。モノアミン酸化酵素阻害薬は、通常の食事（チーズなど）に含まれる食物と相互作用する可能性があるため処方がより複雑になり、三環系抗うつ薬に比べると広く普及することはなかったが、どちらのタイプの薬物も長年にわたって治療の主力であり続けた。

次に導入された抗うつ薬も、脳内で利用可能なモノアミンの量を増加させたが、第一世代の薬とは少し異なる方法で効果を示した。新薬は選択的セロトニン再取り込み阻害薬（ＳＳＲＩ）と呼ばれ、そのなかでも最も有名なのがプロザックである。当初は、処方が容易なことや、従来の薬とは異なる副作用プロフィール（一部の患者には新薬の方が受け入れられやすい）をもつことから、大きな進歩と考えられていたが、ＳＳＲＩやそれ以降に導入された第二世代といわれるすべての抗うつ薬は、患者や専門家に精査され、批判を受けることが多くなっている。偏った研究結果の報告のために、または薬をより多くの患者に拡大使用しようとするマーケティング戦略のために、薬の効果が誇張されているのではないかという懸念、さらにはＳＳＲＩが一部の人々の自傷行為を減少させるどころかむしろ増加させることがあり、人によっては中毒性があるのではないかという懸念がこうした否定的な反応を煽っている。ＳＳＲＩに関するいくつかの懸念は時とともになくなっていったが、第４章で述べたように、これらの薬物の相対的な利点とリスクについての疑念はいまだに残っているため、一般の人々やメディアはこれらの薬物に対して相反する感情をもっている（１２３ページ図９）。

重度のうつ病や躁病の気分安定剤として、炭酸リチウムが使用できることを発見したのは、オーストラリアの精神科医ジョン・ケイドであった。一九四〇年代、ケイドは精神疾患には原因となる毒素があり、その毒素が尿として排泄されると病気が治まるという理論を示した。メルボルンのバンドーラ医療帰還病院で働いていたケイドは、躁病患者の尿をモルモットに注射して、躁病の症状が出るかを調べる実験を始めた。彼はリチウムを使って毒素（尿酸）と思われるものを溶かし、注射できるようにした。ケイドの仮説は証明されなかったが、リチウム溶液を投与されたモルモットは元気がなくなり、動きが鈍くなったことに気づいた。ケイドはリチウムが精神疾患の治療に使えるのではないかと提案し、大勢の躁病、統合失調症、うつ病の患者に使用し始めた。そして、リチウムは躁病には顕著な効果が見られるが、ほかの症状に対する効果は限定的であることがわかった。躁病の急性症状が効果的に治癒したため、ケイドは実際に躁うつ病を患っていた弟にリチウムを投与した。

当初、ケイドの研究が躁病の治療に大きな変化をもたらしたわけではなかった。数年後、デンマークの精神科医モーゲンス・ショウが科学的な試験を行い、リチウムが躁病患者を鎮静化させるというケイドの見解を裏付けた。しかし、患者へのリチウムの使用が正式に承認されるまでには、さらに時間がかかった。当初はリチウムの治療用量が明確ではなかったため、高用量を投与しすぎると致命的なリチウム中毒を引き起こす可能性があったことが理由の一つだった。また、リチウムは天然に存在する物質であるため、製薬会社にリチウム錠剤を製造する意欲がほとんどなかったことや、特許を取ることができないため、

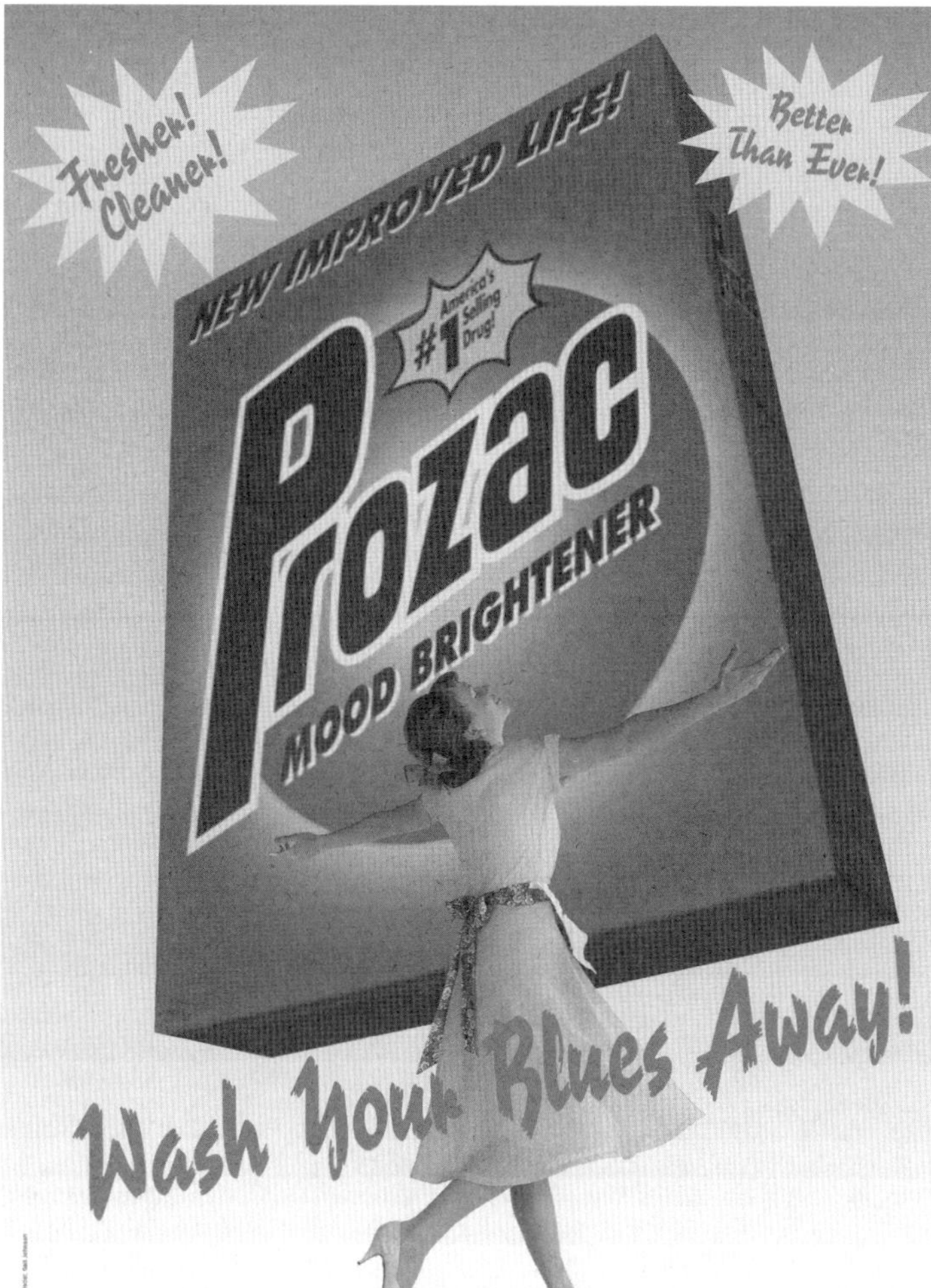

図9　メディアによるプロザックの描写

現実的に利益にならなかったことも理由に挙げられる。

現在、リチウムは双極性障害を中心に広く治療に使用されており、抗うつ薬としてよりも抗躁薬として優れている。処方には定期的な血液検査や、毒性を予防するためのモニタリングが必要なため、気分安定剤として一律に選択されているわけではない。そのため、国によって人気に違いがある（たとえば、アメリカよりもヨーロッパで広く処方されている）。細胞膜を安定化する薬など、ほかの薬剤も気分安定剤として処方されており、そのなかにはかつて抗てんかん薬として使われていた薬剤（例：バルプロ酸ナトリウム）も含まれている。

リチウム塩のような天然の塩がもつ潜在的な効果を利用すべきだという考えは、時折、表明されてきた（参考7）。水にフッ素を加えて虫歯予防をするのと同じような仕組みで、誰もがリチウムに触れる機会を増やすことができるという意見もある。二〇〇九年十二月、日本の大分で行われた研究により、水道水に含まれるリチウムの量が多い地域では自殺率が低いため、飲料水にリチウムを入れるべきだという提案があり、メディアでしばしば取り上げられるようになった。

参考７　リチウムトニック

リチウムは１９２０年代に炭酸飲料として販売されていた。ハウディ社のチャールズ・ライパー・グリッグは、「ビブラベル・リチアド・レモンライムソーダ」と呼ばれる、クエン酸リチウムを含む炭酸飲料（二日酔い治療薬）を開発した。名前はその後、７ＵＰ（セブンアップ）に変更された（ただしリチウムはもう含まれていない）。

心理療法：
フロイト理論から現代の実践療法まで

心理的介入や会話は精神病患者に対する治療法の一部であるという概念が、一九三〇年代以前には記述されていた。しかし、患者との会話が単に共感や支援の表現手段ではないと明らかにしたのがフロイトだった。会話が根底にある心理学的理論によって導かれているのであれば、会話を通じて治療することができると提唱した。これが精神分析と呼ばれるものだ。精神分析に対する見解は現在二極化しているが、うつ病に非物理的、非薬物的治療が導入されたことは、最も重要な革命の一つである。ここではフロイトのアプローチについて簡単に考察した後、現在の心理療法の介入、そしてその治療法を広く利用するうえで障壁となりうる問題点について議論する。

フロイトは、自身が唱えた心と自我防衛の理論を利用し、無意識の葛藤の現れと考えられる症状をターゲットにすることが重要であると主張した。セラピーは長期にわたり、週数回のセッションが長年続いた。治療中、フロイトはソファに横たわる患者の頭の後ろに座り、自分が患者の視界に入ることを避けた。患者は、何でも頭に浮かんだことを話したり（自由連想とフロイトは呼んだ）、夢について説明したりすることを勧められた。セラピストは、患者が過去の問題を投影したり、人間関係の葛藤を追体験したりできるように、「真っ白なキャンバス」であるよう訓練されていた。セラピストの技術とは、患者が治療中に言ったりしたりしたことを解釈することだった。フロイトは、患者がこのプロセスによって、現在経験している症状を引き起こしていた生活のなかの無意識の葛藤を理解し、洞察することができると示唆した。洞察力を高めることが症状の解決につながり、患者はより健康的な自己啓発の道を歩めるようになると考えられていた。

フロイトの批評家が、彼のモデルには複数の弱点があることを指摘しているように、このアプローチには多くの欠陥があることが容易にわかる。しかし、フロイトが精神分析を実施し始めた時代は、身体的治療の理論的な根拠や本質が粗略に扱われており、精神分析による介入も同様に欠陥があると結論づけられていたということも特記しておく。もっとわかりやすいのは、ほとんどの生物学的治療は、精神分析よりも時間をかけて進化してきたということだ。また、精神分析は選ばれた人のみしか受けられない治療になる恐れがあるというのも、妥当な批判といえる。ほとんどの患者は、何年にもわたって数週間に数回、個人的なセラピーを受けるための資金が必要なうえ、自分の感情や問題点を詳細に表現することが求められる。それには一定レベルの収入や教育が必要だと思われる。こうしたことから、会話療法に最も適しているのは、若く（Young）、明瞭（Articulate）で、豊か（Rich）で、言葉が豊富で（Verbal）、知的（Intelligent）で、成功している（Successful）、「ＹＡＲＶＩＳ」と呼ばれる患者であった。さらに、洞察力や自己認識の向上は役立つかもしれないが、人の行動や対処法の変化を自然に促進するものではないという懸念もある。

カウンセリングや対人関係療法（ＩＰＴ）、認知行動療法（ＣＢＴ）など、現在有効な介入法の多くは、精神分析よりさらに幅広いうつ病患者群に適応できる。さらに、ＩＰＴやＣＢＴのような介入は、患者が自分の行動や反応を理解できるように支えるだけでなく、行動を変え、将来のうつ病エピソードのリスクを減らすことに明確に焦点を当てた特定の技法も含んでいる。また、これらの治療法では、変化のプロセスにおいて患者とセラピストは協力者の立場であり、（セラピストが明らかに上の立場にある）精神分析よりも、対等な関係にあるということを強調している。また、精神分析とCBTの考え方を組み合わせた認知分析療法（CAT）など、複数の治療モデルの要素を組み合わせた新しい治療法も出てきている。

新たに治療の主流となったマインドフルネスは投薬に対する新たなアプローチで、歴史的に多くの宗教が実践してきた。その時その時の身体感覚や思考、感情、および環境を意識することを奨励するというものである。治療はリラクゼーションとほかの介入を結びつけたもので、患者が自身の思考や感情に対して判断的なアプローチを取らずに、それを受け入れて適応させることでストレスを軽減させる。長期的な習慣として継続すれば、特にうつ病のエピソードを繰り返し経験している人にとって、再発の防止が期待できる。

メディアの記事によると、うつ病の治療には薬物療法よりもセラピーのほうが人気があるようだ。しかし、研究結果によれば、患者の誰もが治療に対する熱意をもっているわけではなく、治療を望まない、または治療コースを完了しない患者が30％ほど存在する。興味深いのは、この割合は抗うつ薬による治療を拒否したり、脱落したりする割合と非常に近いということだ。すべての治療法を行ううえで障壁となっているのは、すべてのうつ病の人が対話型治療を希望しているわけではないことであり、また、治療を受けたいと望んでも必ずしも良い結果が保証されるわけではないということである。

治療へのアクセスを増やすには、さらなる障壁がある。それは、一部の著名な科学者や多くの科学雑誌が心理療法の効果に関する経験的証拠について、相反する見解をもったままであるという事実だ。このような傾向は、（薬物療法の国際的な多施設共同研究に比べて）大規模な臨床試験が行われていないことが一因と考えられている。しかし、セラピー研究にとっての問題は、大企業からセラピー試験のための大規模な資金提供がないことである。製薬会社が投薬研究に資金を提供するのとは対照的だ。治療法に関する長期的、多国籍、多施設の共同研究に資金提供が行われない限り、臨床現場における最善の治療法についての確固たる証拠が蓄積されるのは、まだ先の話になるだろう。

治療法の研究において、最適水準の品質管理を実施することは困難である。錠剤の場合、同じ成分が含まれているため、国や治療センターが異なってもほとんど同じ方法で処方される。たとえ患者がその治療に反応しなくても、患者にとって正しい薬の適切な量を適切な期間に投与されているかは、まず確認することができる。しかし心理療法の場合、これを達成するのははるかに困難であることから、治療がどのように行われるのかという懸念や、研究者の忠誠に関連する潜在的なバイアス（たとえば、治療法を発明した臨床センターはそうでない臨床センターよりも良い結果を示す）や一般化可能性（異なる治療者と異なる場所で治療モデルを正確に再現する能力）に関する不安が生じる。

エビデンスに基づいた治療法に対する批判には、的を射ていないものもあるが、質の高い治療を提供することの利点、受容性、容易さが誇張されていたのも確かである。また、治療法の副作用や悪影響に対する注意が欠如していることも明らかで、イギリスのグリニス・パリーらによる最近の調査では、10人に1人が治療に対して否定的な反応を示すと報告している。

全体的に見ると、錠剤の処方が容易であること、薬物療法の有用性に関する伝統的な証拠があること、そして訓練を受けたセラピストがいない地域もあることから、大部分のうつ病の治療ガイドラインでは、いまだにセラピーの役割は薬物療法に次ぐものと捉えられている。

現在の治療アプローチ

過去三十～四十年の間、うつ病患者に施される主な治療はほぼ変わっていない。ほとんどの臨床ガイドラインは、選択すべき第一の介入法として抗うつ薬を推奨しているが、短期間のセラピーも重要な選択肢であると認識されるようになってきた。近年における最も顕著な変化は、「医師が一番よく知っている」というアプローチから、個人が自分の治療の好みを表明し、意思決定のプロセスを共有する権利があるという認識へシフトしたことだろう。この変化は、個別化医療の重要性が高まっていること、個々の患者に合わせて治療法を変更していく必要があることと関連している。この問題について簡単に説明していこう。

二十一世紀の治療研究の多くは、急性疾患エピソードの症状を克服する抗うつ薬の発見に焦点を当てていた。薬が効き始めるまでに約二週間、気分が劇的に改善するまでに六週間かかり、再発のリスクを最小限に抑えるため、少なくとも三～六カ月間は薬を継続する必要があるとされていた。しかし、このアプローチは三つの問題を露呈した。第一に、個人が常に薬物療法に固執しているわけではなく、すべての人が一連の治療を完了するわけではないという点だ。第二の問題は、薬物療法はその人が服用している間だけは効果を発揮するが、一度中止すると再発のリスクが著しく上昇するという点である。第三に、うつ病は再発性の高い疾患であり、急性期エピソードの治療は治療のほんの一部に過ぎず、それ以上のエピソードを避けるための戦略を組み込む必要があるという点だった。これらの問題は、明らかにシステムレベルと個人レベルの両方で対処する必要があった。

うつ病は生涯の病気であるという認識の高まりから、糖尿病や高血圧などの慢性的身体疾患に適用されている体系的な医療サービスを模した試みがいくつか行われている。これらの慢性疾患管理モデルには、うつ病を支援するのに役立ついくつかの重要な要素が含まれており、急性期のエピソードだけでなく、長期的な転帰を重視している。プライマリーケアや地域医療サービスが「コール&リコール」システムを提供し、そのサービスがより積極的に本人の経過や治療の障壁を支援・監視することを保証し（すべてを患者に任せるのではなく）、治療パスウェイを明確にすること（治療プロセスの次のステップへの移行を決定する方法を含む）、専門サービスを紹介すべき患者は誰か、またプライマリーケアやその他のサービスの利用にふさわしい患者は誰かという透明性を示すシェアード・ケア・ガイドラインを提供することなどが含まれる。

うつ病の医療と治療のためのこのようなシステムは、程度は異なるが、実施されているさまざまな国で成功を収めている。臨床医とうつ病患者が長期的な視点で問題を捉え、異なる個人に対してどのような治療法を使うかを決定することで、より良い方法を提供できることが主な利点である。しかし、このシステムには、個人の嗜好や治療結果に決定的な影響を与える個人差に対する感度がまだ十分ではないという欠点もある。

うつ病の人が抗うつ薬を数カ月、または数年にわたり飲み続けるのに対し、数日後に投与をやめてしまう人がいるのはなぜだろうか？　長年、薬の副作用がその理由とされてきたが、新しい抗うつ薬の副作用は以前の薬とは異なっているにもかかわらず、実際に治療コースを完了する人の割合は五十年ほど前から変わっていない（約60％）。さらに、非服薬者の約5％は薬剤師が調剤した処方薬を一度も服用したことがなかった（したがって、副作用を経験していないのは明らかである）という研究結果もある。抗うつ薬を服用しないのは、重度のうつ病患者は治療の必要性についての「洞察力」が欠如しているため、何が自分に役立つのかを認識して順守する能力が低下しているとする主張もある。しかし、この60％の順守率は、洞察力を失っていない慢性的な身体疾患をもつ人の報告とほぼ同じである。最後に、この人たちは投薬を望まず、セラピーという選択肢を望んでいるといわれているが、すでに述べたように、治療を拒否したり、脱落したりする率は投薬の場合とあまり変わらない。したがって、私たちが導き出せる唯一の結論は、「集団経験」や群集本能よりも、個人差のほうが現実の世界を説明している可能性が高いということだ。

　このような現象を理解するための最良の方法の一つとして、健康信念モデルを研究することがある。簡単にいうと、人々が病気をどのように理解し、どのように反応し、治療法についてどう考えているのかを探るモデルである。個人の健康に関する信念は、その人の文化やバックグラウンドを反映していることがあるが、五つの繰り返されるテーマによって、その人がさまざまな治療法にどのように取り組むかをある程度予測することができる。病気の経験に関して質問すべきことは……

それは何か？

何がそれを引き起こしたのか？

病気は治るのか、コントロールできるのか？

時系列はどのようになっているのか？

結果はどうなるのか？

簡単な例を挙げると、自分が抱えている問題はうつ病であり、それは脳内の化学的不均衡が原因であって、その問題を修正するための薬を服用すれば治ると信じており、その問題が再発し、社会生活や仕事生活に悪影響を及ぼすのではないかと不安になっている人は、抗うつ薬の処方を受け入れ、長期にわたり治療を続ける可能性が高い。

一方で、うつ病が問題であるという確信がなく、現在の自分の状態を人格的な弱さによるものだとして、「気を取り直す」ことで問題がきっぱりと解決すると信じている人は、どのような種類の治療に対しても効果を疑問視している可能性が高い。あるいは、うつ病であることは認めるものの、幼少期のトラウマにより自尊心を損なっていることを強調し、人間関係のストレスに非常に敏感なために気分が落ち込むのだと述べる人もいる。このような人は、うつ病の治療を望んでいても、薬の服用を拒否し(あるいはその有用性を疑問視し)、代わりにセラピーに参加するほうを好むかもしれない。

これらの例は白黒を明確にするものではないが、重要なのは治療法が臨床試験でどのような有効性を示しているかだけでなく、そのとき助けを求めている患者にとって意味があるのはどの治療法なのかということだ。言うまでもなく、臨床医は患者と協力して患者の視点に立ち、問題を共有して理解し、行動の方向性を共同で決定できるよう努力しなければならない。そのためには、自分のコンサルティングスタイルを変更することをいとわないという臨床医の意欲が必要になり、なかには困難に感じる人もいるだろう。この視点は一部の人がいうほど新しいものではない。一八七八年にウィリアム・オスラーという医師が「良い臨床医は病気を治療し、偉大な臨床医は人を治療する」と述べたというのは興味深い。

6

現在の論争、今後の方向性

うつ病が過剰診断されていると信じる人もいれば、うつ病は人生の出来事における通常の反応であるため医療的介入や治療は必要ないと信じる人、またうつ病は診断可能な疾患であるとしながらも提供されるべき治療法には反対している人もいる。この章では、これらの問題を概観し、うつ病の研究が今後十年間でどこへ向かうのかについて考察する。

うつ病は過剰診断されているのか？

第1章と第2章では、人間がこれまでに残したあらゆる記録のなかで、うつ病についての記述が一貫して変わっていないことを確認した。しかし、トーマス・ザズのように、うつ病は存在しないと主張する有名な論客も少なからずいた。現在の議論は、うつ病の存在自体ではなく、うつ病がどのように分類され、診断されてきたのか、そして治療に対する専門家や一般の人々の考え、うつ病の原因に関する諸説に主眼が置かれている。皮肉なことに、うつ病が過剰診断され、抗うつ薬が過剰に処方されていることを示す研究論文と、うつ病が過少診断され、十分に治療されていないと強調する論文の数は拮抗している。これらの研究を総合すると、うつ病はしばしば誤診され、過小評価されていることがわかる。この例を挙げると、一過性の不幸を抱えている人や薬物療法では効果が期待できないうつ症状の人などに、抗うつ薬は過剰に使用されているという証拠がある。また反対に、うつ病だと認識されていても治療が行われないということを示す証拠もある。たとえば、高齢者のうつ病患者の多くが治療を受けていないのは、「高齢になってくると身体の不調が多く、うつ状態になることが多い」からだという研究結果がある。高齢者に糖尿病が多いことを臨床医は認識しているが、だからといって治療を差し控えることはない。しかし、うつ病の診断の精度が向上したとしても、疾患の原因や重症度、複雑さのレベルが異なるそれぞれの人に対して、何が最適の治療なのかという疑問が残るということは、うつ病の専門家もわかっているだろう。

抗うつ薬は効くのか？

三環系抗うつ薬が導入されて以来、抗うつ薬の効能について論争が繰り広げられてきた。抗うつ薬が有効であるとする研究レビューと、プラセボ（シュガーピルなど）以上の効果がないとするレビューの数は（ほとんどが同じ科学的出版物を分析しているのに）似通っている。しかし、二〇〇八年にハーバード大学医学部・心理学の教授、アービング・カーシュが、抗うつ薬はうつ病の治療にはほとんど効果がないとする新しいレビューを発表し、物議を醸した。このレビューがこれまでの出版物と大きく異なっていたのは、カーシュと彼の同僚が情報公開法を利用して、食品医薬品局（米国で医薬品の認可を担当する組織）に提出されたすべてのＳＳＲＩと新規抗うつ薬の臨床試験にアクセスしたことである。つまり、この新しいレビューには、薬の効果を示した研究だけでなく、抗うつ薬に何の効果も示さなかった研究も含まれていたのだ。後者の研究は未発表のままのことが多いため、以前のレビューのほとんどはこうした情報を利用していなかった。

いつものことだが、カーシュのレビューに含まれているデータだけでなく、その所見の解釈も論争の一因となっている。基本的な科学的事実によると、抗うつ薬は服用する人の約60～70％に有益であるが、一方でプラセボに対する反応も約30～50％あるといわれている。したがって、約20％のうつ病患者は抗うつ薬を服用することで本当によくなるだろう。しかし、これらの研究結果は二つの重要な警告を発している。第一に、重度のうつ病患者にはプラセボよりも抗うつ薬のほうが確実に効果が見られるが、軽度および中等度のうつ病への効果はあまり明確ではないという点。軽度および中等度のうつ病に抗うつ薬の効果が認められたという研究報告もあるが、プラセボ以上といえる絶対的な改善は認められなかったという研究報告もある。第二に、研究の多くが非常に短期間で行われており、六週間程度の効果しか検証されていないという点。多数の専門家によると、これは臨床現場で日々評価する方法とは異なるため、レビューの妥当性を損なうことになる。これらの薬は長く処方されることが多く、また治療に対する反応は後から現れるためである。

抗うつ薬の処方と利点について、さらなる四つの見解を述べたい。第一に、製薬会社が「悪いニュースを隠す」ことを防止するという点で、重要な進歩があった。ある症例ではデータがオンラインで利用できるようになり、独立研究者が臨床試験情報にアクセス可能になるという重大な一歩を踏み出したのである。また、抗うつ薬は地球上で二番目によく処方されている薬で、薬の生産は数百万ポンド規模の産業となっている。そのため、製薬会社が提供する情報は、一般の人々や専門家が信用できるものでなくてはならない。

第二に、第二世代の抗うつ薬について書く前に、抗炎症薬のような身体の障害のために処方される多くの薬が60~70%以上の奏効率を示したことがないということに注目すべきである(対するプラセボの奏効率は30~40%)。つまり、抗うつ薬と同じように、身体疾患の治療薬も、活性薬とプラセボの間にある絶対的な差は20%程度しかないということだ。しかし、一般の人々がこれらの身体疾患の薬を飲むのをやめるわけでもなく、臨床医が処方するのをやめるわけでもない。これは、処方者が薬の効果を得られる人にできるだけ的を絞って薬を使用しているからである。

第三に、多くのがん治療は少数のサブグループの患者にしか有効でなく、そうした改善の多くは短期的なものである（たとえば、ある種の腫瘍をもつ患者グループなど）。そのため、抗うつ薬のような幅広い種類の薬剤が、誰に対しても、あるいはあらゆるタイプのうつ病に対して同じように効果を発揮することを期待するのは非現実的である。がんなどの専門分野から学べることは、異なる抗うつ薬やセラピーをより選択的に使用し、異なる状況下において、どのアプローチが最善なのかを予測できる必要があるということだ。

第四に、軽度から中等度のうつ病の症例では抗うつ薬が有効な場合もあるが（たとえば、数年続く慢性の軽度のうつ病では薬物療法が有効であることが多い）、抗うつ薬の有効性が一貫して認められるのは重度のうつ病患者のグループのみだと繰り返し示されているにもかかわらず、現状ではほとんどの抗うつ薬は重症度の低いケース、つまり最もその効果が低いグループに処方されているということである。これが抗うつ薬の効果についての議論がすぐにはなくならない理由の一つになっている。

すべての心理療法はうつ病に等しく有効なのか？

心理療法界では、うつ病患者にとってどのアプローチが最も役立つのかという議論がある。たとえば、カウンセリングは短期的には有用であり、特に社会的なサポートやコミュニティのなかに心の拠り所がない人には効果的だ。しかし、カウンセリングの効果は、セッションの終了後三～六カ月以内で薄れてしまうため、長期的な効果や将来的なうつ病エピソードの予防を目的とするならば、患者の行動や対処法を変えるためのサポートを主に行うセラピーのほうが好ましいかもしれない。カウンセリングを繰り返すだけでよいという意見は、短期的には薬を処方するよりもセラピーのほうが費用が高くなるという事実を考慮していない。薬物治療の代わりにセラピーを受けるか、またはセラピーと薬物治療の両方を受けることで、うつ病の長期的な転帰（再発が少なくなり、生活の質が向上する）の改善が見られる場合にのみ、セラピーの費用対効果が維持されるのである。

　ＣＢＴや行動活性化療法、ＩＰＴ、家族療法などのセラピーがどう機能するかについてさまざまな主張があるが、実際には、これらの治療法に含まれる要素の多くは、ほかの効果的な治療法（経験的に支持された治療法と呼ばれることもある）に記載されている要素と同じであるというのが現実だ。共通する要素は、うつ病患者との積極的な協力関係を構築すること、モデルや治療計画を患者と初めから共有すること、患者が積極的に問題解決に取り組むことを支援すること、などが挙げられる。治療法の重複の度合いを考えると、実際のケースでは、経験的に支持されている治療法を別の治療法に置き換えることは難しい。また、薬物療法ではなく、これらのセラピーのいずれかに反応する人を確実に示す予測因子は（症状の重症度や個人的な好み以外に）ほとんどない。

また、異なる患者グループ（年齢や気分障害の種類などで定義される）、異なる国や文化においても、一つの治療法が短期的・長期的に効果があることを証明するには、ある程度の時間が必要である。たとえば、マインドフルネスには熱狂的な支持があったにもかかわらず、二〇一五年末までに成人のうつ病患者を対象とした質の高い試験が行われたのは20件以下であり、その研究のほとんどが100人未満の参加者を対象としたものだった。したがって、マインドフルネスの利用には望みがあるものの、欧米を中心とした2000人の患者の利用調査に基づいてつくられる国際的な治療ガイドラインを変更することは難しい。

補完代替療法

うつ病は、補完療法や代替療法が求められる最も代表的な理由の一つである。補完医療には、漢方薬やミネラル、鍼灸《しんきゅう》、霊気、エクササイズなどの身体的な治療を含む幅広い治療法が含まれる。

代替療法を求める行為は、従来の治療法への不満を反映している場合もあるが、これらのアプローチのほうが個人の健康に対する信念や哲学に沿っているからということもある。たとえば、ホメオパシーは、主流となっている治療に欠けていると多くの人々が感じている要素について、個々人を総体的に捉えてそれぞれに合わせた個人レベルのインプットを提示している。前述のように、期待できる治療効果は約30％の効奏率であり、「プラセボ効果」は通常治療にも代替療法にも同じように効く。しかし、二〇一〇年にイングランドの下院科学技術委員会は、ホメオパシーがプラセボよりも効果的であるという一貫した信頼性を示す証拠はなく、ホメオパシーがどのようにして、あるいはどのような理由で効くのかを科学的に説明できないと結論づけた。尊敬する人々を動揺させてしまうかもしれないが、私たちは、ホメオパシーを支持する証拠とされるものを受け入れがたいと考えている。

多くの人がハーブ療法の使用を支持する主な理由の一つは、これらが自然発生する物質のため、定義上安全であると信じているからである。しかし残念ながら、これは常に正しいわけではない。第一の問題として挙げられるのは、ハーブ療法は通常の薬のように規制や治験がされてないということだ。市販されているものには、同じ療法でも用量や効力に20倍もの差があったり、添加物が含まれていたりすることもある。第二に、セントジョーンズワート（ＳＪＷ）が典型例だが、望ましくない効果をもっているものも多い。ＳＪＷは西洋オトギリソウの抽出物で、歴史を通して抗うつ剤とみなされてきた。臨床試験の結果では、ＳＪＷのうつ病への効果はかなり弱いことが示されているが、一部の軽度のうつ病には効果があるとされる。しかし、ほかの多くの薬の代謝を司る酵素系と相互作用し、血中濃度や効き目を変化させる、経口避妊薬の効果を低下させる、などのデメリットがある。また、鉄分の体内吸収を低下させ、貧血のリスクを高める。このように、副作用のない物質はほとんど存在しないという認識をもって、自然療法の熱狂的支持を検証しなければならない。

おそらく最も有望なうつ病の代替アプローチで、主流の臨床サービスでも採用され始めているのが運動療法である。うつ病経験があるかどうかにかかわらず、運動の有用性は広く知られている。実際、公衆衛生キャンペーンでは、「座ることは新たな喫煙である」などのスローガンを掲げて人々を「ソファから降りさせる」必要性を積極的にアピールしている。運動には健康上の利点があり、その効果は心理的・身体的な幸福にまで及ぶことが数多くの研究で実証されている。しかし、これは定期的な運動が臨床的なうつ病を減らす答えになることを示しているわけではない。一方で、最も評価が高い30件の研究から得たデータを組み合わせれば、答えは「イエス」だといえる。運動は治療を全く行わない場合に比べてうつ病の症状を改善するという証拠はあるが、現在利用できる研究結果のなかにこのトピックに関する理想的な答えは見つからない（研究の手法や臨床試験参加者の選び方に多くの問題がある）。

運動のみを適用する治療法は、軽度のうつ病患者にとってはおそらく最も有益である。ほかのうつ病患者には効果がないというわけではなく、重度のうつ病患者のなかには、運動プログラムを実行することはおろか、ジム通いを始めることが非常に困難な人がいることを示唆している。そのような人には、まず薬物療法が必要であり、症状がある程度改善してから運動に参加するとよいだろう。運動がより良い選択になるのは、プログラムに参加する過程でさらに気分が落ち込む人や、「頑張りが足りない」と罪悪感をもつ人ではなく、運動への参加で気分が良くなる人である。

心理学的には、運動はネガティブな思考や反省から人の気をそらすのに役立ち、スキルの向上や特定の動きを習得することで自尊心も向上する。また、社会的には人脈の再構築や改善につながるなど、運動による介入を有益とする理由には、もっともな主張がいくつもある。生理学的には、エンドルフィンのレベルを変化させるだけでなく、モノアミンのレベルを変化させたり、コルチゾールのレベルを低下させたりするという新たな証拠が見いだされている。つまり、運動はうつ病になった人に見られる生物学的変化の一部を逆転させることができるかもしれないのである。

薬物療法の今後の展開

前述のように、うつ病の理論モデルにはギャップがあり、現在利用できる薬物療法に対する不満がある。また、ほかの医学と同様に精神医学でも、うつ病がどのようにして発症するのか、また、うつ状態に陥るリスクがある人をどのように特定するのかなど、うつ病の理論を探求し、修正し続けている。二十世紀後半になると、研究者はすでにうつ病の発症に関与するシステムの間になんらかの関連性があることを立証していた。すなわち、モノアミン系とストレスホルモン系は相互に関連しており、さらに、これらの活性と遺伝的・心理的脆弱性、環境因子には双方向性の影響があった。また今世紀の初めには、研究者はモノアミン系とＨＰＡ軸が概日リズム系と免疫系にリンクすることに注目している。各トピックの詳細な議論はこの本の範囲を超えるので省くが、この新研究の重要ないくつかの要素に焦点を当て、切望される新しい治療法の発見にその研究がどう役立つかを紹介する。

気分障害と概日リズム

ヒバリのように早起きする朝型人間もいれば、フクロウのように夜更かしをする夜型人間もいる。これらの睡眠覚醒パターンは、年齢によっても多少の違いがある。思春期の若者のなかには、昼過ぎまで寝て、午後になっても疲れが取れないと訴え、深夜から早朝まで起きているという驚くべき人もいる（二十四時間の睡眠覚醒活動パターン全体がずれていることを示している）。また、シフト制の仕事や、長距離飛行機に乗った後に時差ボケを経験したのかもしれない。別の人物、あるいは同一人物が異なる状況下で示す睡眠覚醒パターンは、概日《がいじつ》リズム系や体内時計の活動によって部分的に説明できる。

circadian（サーカディアン＝概日）という用語はラテン語に由来し、circa（サーカ＝約）とdeim（ディエム＝一日）を意味する。体内のプロセスの多くは、特定の化学物質やホルモンのリズミカルな放出によって細かく調節されている。睡眠と覚醒のサイクルが最もわかりやすい例だが、血圧や体温、そのほか多くの生物学的機能が、一日の間に正確かつ規則的なパターンで変化している。また、オーケストラのように活動を同期させる必要があり、ホルモン分泌の順序や概日活動のパターンが乱れると、気分、睡眠、集中力、食欲、エネルギーが大きく変化し、臨床的なうつ病に非常に似た状態になる。

概日リズム系の乱れは肥満や糖尿病、一部のがんなどの医学的問題の発症にも関係することから、概日リズム系は心身の健康を保つ役割を担っていることがわかる。

概日リズム系の異常と気分障害との関連性を示唆する証拠は複数ある。第一に、遺伝子（いわゆる時計遺伝子など）は各個人の体内時計を設定する役割があり、うつ病や躁うつ病などの気分障害の既往歴をもつ家族では、ある種の時計遺伝子が予想を超えるほど多く発見されている。また、気分障害を発症する人の時計遺伝子のいくつかは、うつ病を発症しない人に比べて、概日系に対して制御力が弱いようである。第二に、概日リズムは環境の変化に非常に敏感であることでも知られ、日照時間の長さ、規則正しい生活習慣などの社会的要因、ある種のライフイベントなどが個人のリズムに大きな影響を与える可能性がある。第三に、概日リズムを調節する脳の領域と、ストレスホルモンやモノアミン系を調節する領域との間には明らかな関係があり、多くのＳＳＲＩやその他の抗うつ薬は、睡眠調節に関与する主要なホルモン（メラトニンと呼ばれる）のレベルを増加させる。これらの所見を総合し、多くの研究者が、個人の体内時計の異常が気分障害の発症に影響しているのではないかと提言している。

このような所見をきっかけに、時間生物学（周期的な生理現象の研究）への関心が高まり、気分障害者の昼間の活動パターンや夜間の睡眠パターンの変化について多くの研究が行われるようになった。この研究は、アクティウォッチ（普通の時計のように手首に装着して動きを計測する装置）を一日二十四時間、週七日装着し、いつもの生活を送り、彼らのパターンや日課に関する自然で現実的な情報を記録することによって可能となった。これらのいわゆる生態学的研究で、気分障害を発症するリスクのある人（リスクの高い家族歴をもつ人）、現在うつ病のエピソードにある人、（現在は元気であるものの）過去にうつ病の病歴がある人はすべて、こうした特徴をもたない人たちとは異なる睡眠パターンをもっていることが証明されている。また、睡眠の乱れにより翌日の気分や集中力、熟考力の悪化や活動の低下などが予測でき、睡眠を改善することでこうした傾向を好転できることが示されている。

概日リズムに関する研究では、クロノバイオティクス（概日リズムに影響を与える可能性のある薬剤）やクロノセラピューティクス（光治療や不眠症に対するＣＢＴなどの介入：ＣＢＴ－Ｉ）への関心が高まっている。現在、うつ病の治療として、メラトニンまたはメラトニンに似た作用をする合成化合物の有用性を検討する主要な研究試験が行われている。ＣＢＴ－Ｉのような不眠症の治療法は双極性障害にも適用されており、また気分障害の前段階にある若者の睡眠活動パターンを修正するために用いられるウェブベースのインターネットプログラムもある。うつ病や双極性障害、季節性感情障害（季節によって変化する気分障害）をもつ人を対象に、ライトボックスやブルーライトを遮断する特殊なメガネを使った光治療の研究も進行している。これらのアプローチはいずれも、新しい治療法に必要な道を切り開いている。

うつ病と免疫システム

うつ病は感染症ではないが、急性のうつ病エピソードをもつ人や、思春期になってからうつ病を発症する子どもたちには、炎症マーカーと呼ばれる一部のタンパク質の増加が見られる。炎症性因子は、モノアミン活性やコルチゾール受容体反応、海馬の神経可塑性（神経可塑性とは、新しい神経接続を形成する脳の能力のことである）の変化など、うつ病に重要と考えられる脳のさまざまな活動に影響を与えることがわかっている。ケンブリッジ大学のピーター・ジョーンズ教授と研究者は、人生の早期において経験した逆境やストレスによって、持続的に体内の炎症マーカーのレベルが上昇することを示唆している。さらに、常に炎症マーカーのレベルが高い人や、ストレスに対して過剰な炎症反応を示す人は、マーカーのレベルが低い人に比べてうつ病になる確率が約2倍になるという。

血液中には、私たちが健康であっても炎症マーカー（特にインターロイキン－6のような物質）の痕跡が残っている。しかし、風邪などの感染症にかかると、免疫系が感染症と闘うために活性化し、炎症マーカーが放出される。またこれらの物質は、脳に作用して「疾病行動」（吐き気、発熱、食欲不振、物理的・社会的環境からの引きこもり）を引き起こすが、その行動の多くはうつ病の症状と重なっている。病気に関連した行動とうつ病の違いは、前者は感染症に対する身体の適応反応であり、感染症が解消されると行動や症状も止まるという点にある。しかし、うつ病の場合はそうとは限らず、うつ病のエピソードが長引く人は炎症性マーカーのレベルが高くなることがよくある。

概日リズム系と同様に、免疫系の異常は、精神的・身体的な障害の両方にリンクしている。たとえば、うつ病の人は心臓病や糖尿病の発症リスクが高いことがわかっており、一般の人では炎症マーカーのレベルが上昇すると、これらの問題を引き起こすリスクが高まると考えられる。今後の研究の目標となるのは、免疫異常または概日リズム異常により、気分障害と特定の身体的健康問題の関連性を説明できるよう立証することである。また、免疫系と概日性マーカーに関心がもたれるもう一つの理由は、マーカーで客観的な測定を行うことで、一般医学で日常的に使用されているような臨床検査を開発できる可能性があるからである。そうした臨床検査は研究者が特定の病気のリスクがある人を識別したり、最適の治療法を決定したりするのに役立つであろう。

心理療法の今後の研究と神経科学との連携

うつ病の治療におけるセラピーの価値に懐疑的な意見があるのは、セラピーによる介入効果を媒介するものが一体何なのかを正確に証明することが困難だからであろう。そのため、セラピーの効果はプラシボ効果と同様であるとか、困難な時期に支援の手を差し伸べてくれる信頼できる人を得ることであると主張する人が少なくない。しかし、うつ病に最も有益とされるセラピーは、生活上のストレスに対する人の思考や感情反応、行動を変えるのにも役立つことも明らかになっている。そのため、効果的なセラピーには、その人のストレス対処法を変えたり、ストレス要因の自己認識を見直したりするような新しい技術を習得することも含んでいる。このように、セラピーの研究者たちは、心理学、社会科学、そして神経科学のアプローチを組み合わせて、うつ病に関連する根本的な脳活動と、セラピー中や回復後に見られる脳活動の変化について研究を始めている。

この研究戦略の提唱者として最も有名なのは、二〇〇〇年に学習と記憶の生理学的基礎研究でノーベル賞を受賞したエリック・カンデルである。カンデルは基礎科学者としてよく知られているが、元々は精神分析医としての教育も受けていたことから、彼の貢献は実に興味深い。カンデルは、私たちが「心」と呼んでいるものは脳の活動であること、そしてどんなに複雑な精神的プロセスであっても、すべて脳の活動に由来していると理解することが重要だと強調し続けていた。こうした論点をもつのはカンデルだけではないが、神経科学、特に脳の画像化技術を用いることで、研究者は精神プロセスを探求し、うつ病で起こりうる脳の変化を特定し、さらには抗うつ薬や心理療法によってどのように変化するかということを研究するための新しい方法を開発できると明言している。この種のアプローチは、特定の精神機能と特定の脳のメカニズムの関連性だけでなく、遺伝学や生物学、心理社会的モデルとの関連性も明らかにしようとするものであり、極めて重要である。

二〇〇八年、カンデルは精神医学の新たな知的枠組みに関する論文を発表した。遺伝的影響は確固たるものではない、つまり変えることのできない行動パターンを受け継ぐという古い考えは間違っていることが研究によって繰り返し証明されており、脳の発達には内部刺激（体内の出来事）とストレスや学習、社会的相互作用などといった外部の出来事が関与していることがわかっている。重要なのは、これらの事象はすべて「遺伝子発現」（エピジェネティック調節と呼ばれている）を変化させられるということである。学習や経験によって遺伝子発現に変化が生じると、神経細胞の接続パターンに影響を与え、脳の解剖学的な変化につながる。そして、このプロセスは生涯続くことになる。

この脳の可塑《かそ》性の簡単な例として、ロンドンのタクシー運転手の研究がよく引用されている。タクシーの運転手たちは、試用期間中にロンドンの詳細なロードマップ(「The Knowledge」と呼ばれている)を覚えなくてはならないが、その習得には四~五年かかるといわれている。研究者たちは脳スキャンを使用し、ナビゲーション力をつけるためのこうした学習が脳の発達を刺激し、「The Knowledge」を覚える人の脳の海馬のサイズを増加させることを示した。さらに、集中的な訓練が記憶の成長の要因となることがスキャンにより示された(大きな海馬をもっている人がタクシーの運転手になる可能性が高いというわけではない)。臨床研究では、幼少期にネグレクトや喪失を体験することで大脳皮質(大脳葉)の正常な発達が遅れる可能性があり、その影響として、感情反応をはじめ、恐怖や危険への反応に関与するほかの脳領域(大脳辺縁系、中脳、脳幹と呼ばれる領域)の変調が低減することが示されている。

こうした研究には、うつ病や心理療法の研究にとって、いくつか重要な点がある。第一に、うつ病では、特定の人生経験が脳内の神経ネットワークの成長(または後退)につながり、それがストレス下で再び活性化する可能性がある。研究者のカーラ・シャッツが述べているように、これは「共に発火し、共につながる細胞」と表現することができる。このモデルは、私たちの根底にある信念や感情を調節する能力など、認知構造は潜在的な神経基盤をもっているという可能性を示している。またこのモデルは、脳由来神経栄養因子(B

ＤＮＦ）と呼ばれるタンパク質が、新たな神経細胞の成長を刺激し、細胞の健康的な機能や生存時間を向上させるなど、脳内物質や神経可塑性に関する洞察も与えてくれる。ＢＤＮＦレベルの上昇は、運動の繰り返しやセラピー、薬の服用に関連するという研究報告があるのも興味深い。

カンデルは、心理学的介入は学習を通じて長期的な行動変化や遺伝子発現の変化をもたらし、その結果、神経シナプス間の接続が強化されて、最終的には脳の構造にも変化をもたらすと主張している。現在、新たな技術を使用してカンデルの見解の正誤性を判断しており、セラピーが実際に機能するか、また機能するならば、治療で誘発された変化はどこで起こるのかという検証が急がれている（１５９ページ図10）。また研究者たちは、セラピーによって生じた脳の構造的な再編成がうつ病で変化したのと同じ部分で起こるのか、それとも異なる脳領域で起こるのか（この場合、セラピーによって代償的な変化が生じたことを示唆する）を検証している。最後に、研究者たちは、セラピーを受けている人の脳スキャンと薬物治療を受けている人の脳スキャンを比較し、脳への影響に類似点があるかの判断を試みている。

これまでの研究結果は、興味深いものではあるが一貫性を欠いている。たとえば、フィンランドの研究では、うつ病は脳の一部の前頭前野におけるセロトニンの取り込み低下と関連しており、セラピーを受けた患者はこの異常が改善されたが、セラピーを受けなかった患者には変化がなかった。北米の研究では、ＣＢＴとＩＰＴのコースを受けた後の脳活動の変化は、互いに類似していたが（類似した脳領域に対して同等の効果がある可能性があることを示唆している）、抗うつ薬の効果とは異なることが示されている。いくつかのＣＢＴ研究では、感情や考えへの評価に関与する前頭葉の一部の血流に変化が見られ、うつ病から回復するにつれて反芻行為が減少することを示すものと解釈されている。この研究はまだ途上の段階であり、結果の解釈に確信をもつまでにはまだ時間がかかるだろう。しかし、この科学的アプローチは、どのような人がどのようなタイプのうつ病治療に反応するかを特定し、抗うつ薬やセラピーがどのように脳に変化をもたらし、どのようにうつ病の回復につながるのかを示すものとして期待されている。これが精神医学、心理学、一般医学、神経科学などの多分野の科学コミュニティから注目されていることはいうまでもない。

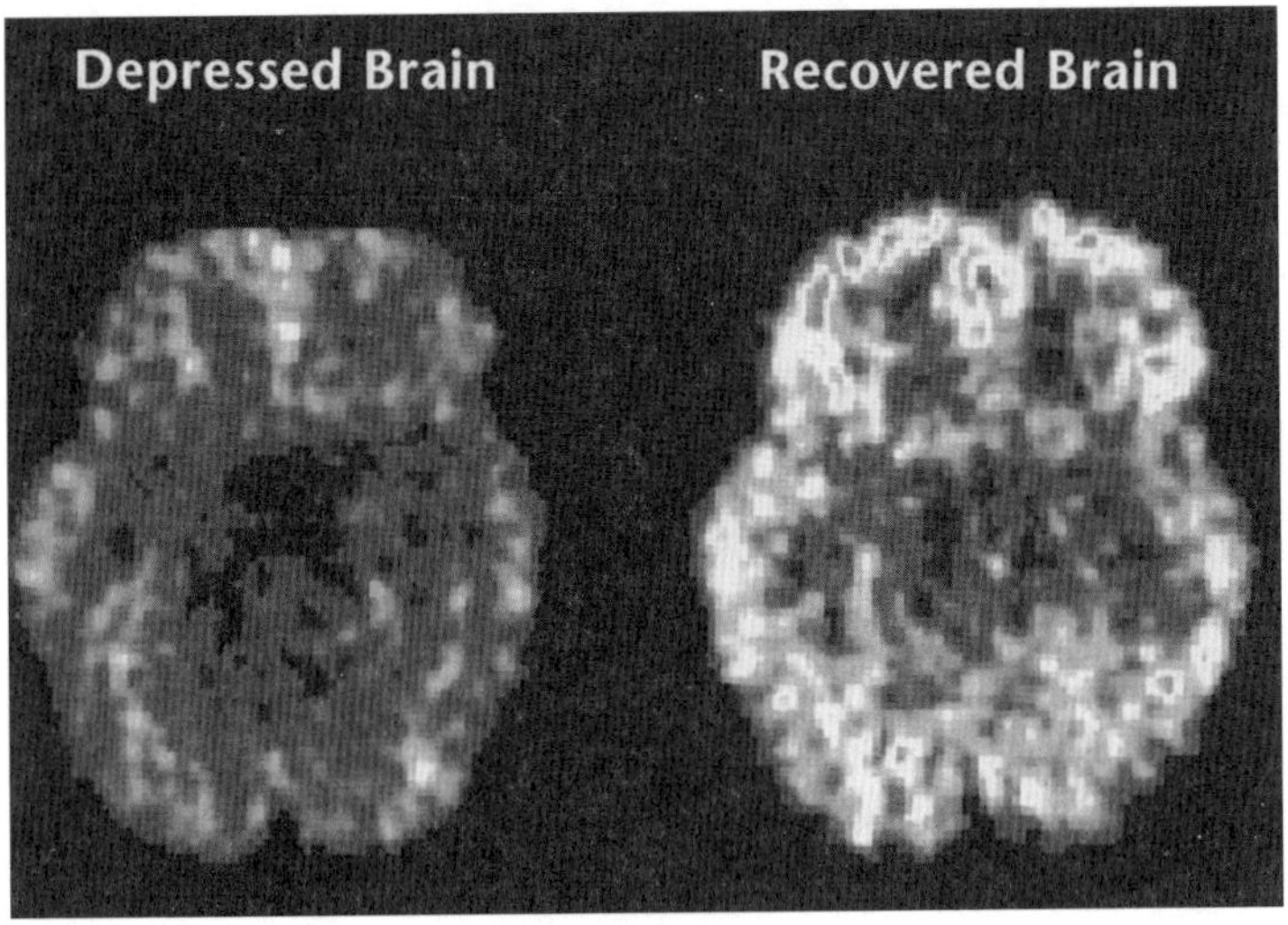

図10　心と脳を理解する
16回の治療を受ける前と受けた後のうつ病患者の脳の活動を、この脳スキャン（ポジトロン断層法またはPETを使用）で観察することができる。左の画像は、うつ病になったときの脳を示しており、右の画像は、治療が成功した後の脳を示している。

7

現代社会のうつ病

年齢や性別、社会的地位にかかわらず、うつ病と無縁の人はいない。臨床的うつ病の定義に厳格な基準を用いた場合でも、うつ病は人にとって非常に一般的な病といえる。うつ病が世界に与える影響を考慮したり、世界保健機関（WHO）や世界銀行などの主要な国際機関がうつ病による影響や社会への経済的損失をどのように見積もってきたのかを考慮したりする価値はあるだろう。これらの研究で得られた見解が多くの国の政策に影響を与え始め、積極的にうつ病に取り組もうとする世界的な動きが出てきた。また、「メンタル資本」などの概念を取り入れることで、職場におけるうつ病問題にも新しい考え方が生まれている。職場の人間が助けを求めることに消極的になる理由の一つに、うつ病に関連したスティグマが挙げられる。スティグマがどのように治療の意欲を削ぐのかを検証することは有用であり、偏見と闘うためのキャンペーンからも教訓が得られるだろう。最後に、天才と狂気という概念と、創造性と気分障害の関連を示す証拠の有無についても簡単に考察する。

疾病による世界的な負担の測定

何十年もの間、人口の健康状態を測る最も一般的な指標は、特定の地域内（国や地域など）の１０００人当たりの死亡率であった。しかし、一九八〇年代以降、特定の疾患が社会に与える個人的・経済的負担の真の大きさを示す方法として、死亡率は最適ではないということが明らかになってきた。たとえば、すぐには死に至らなくても、日常生活に必要な機能を損なうことで、長年、多くの人を雇用市場から遠ざけるような障害もある。また、介護や支援のために自分の仕事を休まなければならないなど、家族が大きな負担を背負う可能性もある。そうした問題から、ＷＨＯと世界銀行は共同で「世界の疾病負担調査研究」を依頼した。このプロジェクトの目的は、さまざまな身体的・精神的障害と関連する個人や社会の負担をより意味のある形で評価することであり、それに伴い健康状態の新しい尺度であるDisability Adjusted Life Year（ＤＡＬＹ＝障害調整生存年数）を作成した。ＤＡＬＹは、特定の集団において特定の病気に関連する罹患率（継続的な障害の指標）と死亡率（早死した人の数で測定される）を統合したもので、病気によって失われた健康年数を反映するものであった。この研究は有名になり、マリーとロペス（「引用とその他の参考文献」に記載）を含め、多くの研究者が引用するようになった。世界中の社会に最大の負担をかけている健康問題が、主な死因とは実質的に異なることを証明したマリーとロペスの論文は、特に重要である。

世界のすべての地域において、最も負担の大きい障害の上位10位までに精神的健康問題が六つ含まれている。全年齢層におけるすべての身体的および精神的障害において、これらを合わせた数字はＤＡＬＹの28％に上っていた。参考８に示すように、先進国（世界人口の75％を占める）に住む十九～四十五歳の成人のみに限定して負担を評価した場合、ほかの身体的・精神的障害を抜き、うつ病が1位にランクされている（双極性障害は６位）。さらに、サハラ以南のアフリカを除く世界のすべての地域で、うつ病は障害調整生存年数の最も重要な要因となっていた。

この研究では、さまざまな疾患に関連した負担のパターンが将来どう変化するかについても調査を行った。マラリアのようなアフリカの子どもたちの命を奪ってきた問題が根絶されていくと同時に成人期まで生き延びる人が増え、うつ病や双極性障害の発症のピークの年齢までより多くの人が生き残っているということは、驚くべき発見の一つである。二〇二〇年の予測では、うつ病によって失われる障害調整生存年数はさらに増加して全体の15％に達し、全大陸の全年齢層における世界的な疾病負担の世界ランキングでは心臓病に次いで2位になると予測されている。さらに、ゴアという研究者が中心となって『ランセット』誌に最近発表した論文によると、二十五歳未満の若年層では、うつ病がすでに世界で最も負担の大きい病態であることが示されている（双極性障害は４位）。

こうした情報を詳細に調査する理由は、うつ病の驚異的な影響力を強調するためであ

参考 8　19 ~ 45 歳における世界的な疾病負担の10の主要な原因

	障害調整生存年数 (DALY) 100 万ドル単位	DALY における割合
すべての原因	472.7	
単極性大うつ病	50.8	10.7
鉄欠乏性貧血	22.0	4.7
転倒転落	22.0	4.6
アルコール使用	15.8	3.3
慢性呼吸器疾患	14.7	3.1
双極性障害	14.1	3.0
出生時の異常	13.5	2.9
変形性関節症	13.3	2.8
統合失調症	12.1	2.6
強迫性障害	10.2	2.2

マリーとロペスによる「*The Global Burden of Disease*（疾病の世界的な負担）」（1996年）から引用

り、うつ病は些細な病気であるとか、簡単に却下してもよい人格上の欠陥のようなものであるというような長年の誤解を払拭するためである。あまりにも長い間、うつ病は「精神医学の風邪」と呼ばれてきた。世界疾病負担研究は、この比喩は現代世界におけるうつ病の現実を反映しておらず、危険なほど幼稚であることを示している。確かに、うつ病は風邪のように蔓延しているが、風邪とは違って軽度のものでも自己抑制できるものでもなく、無視することで社会から消えてなくなる病気でもない。

うつ病の経済学：職場でのうつ病

雇用が多くの人のうつ病の発症を防ぐ役割をすることもある。一方で、失業や社会経済的困窮がうつ病の発症率を高めるストレス要因になりうることが研究により証明されている。しかし、これは完全雇用によりすべての人のうつ病発症が防げるという意味ではなく、国際的な報告書では、うつ病はどのような職場においても重大な問題になりうると強調されている。イギリスの安全衛生管理局の推計によると、今世紀に入ってから同国では、うつ病の人は年間約二十二日の労働日数を失っており、ほかの精神障害や身体障害をもつ人が失った日数（年間平均四〜六日）を上回っていた（労働日数は個人報告による）。また、治療の重要性を示す研究もある。二〇〇五年にアメリカで行われた研究では、処方された抗うつ薬を服用している人は、うつ病の治療を受けていない人に比べて、欠勤率が20％低いことが示されている。

欠勤という状態は、うつ病と雇用の関連性の半分も示していない。最近では、職場に出勤しているにもかかわらず、仕事の効率が低下している人（病気によって機能が低下している場合が多い）を「疾病就業」という新しい概念で表そうとしている。想像できるかもしれないが、疾病就業はうつ病によくある問題であり、二〇〇七年にアメリカで行われた研究では、うつ病の症状のせいで直接的・間接的に仕事の作業を遂行する能力が低下してしまうため、うつ病の人は毎週五～八時間、仕事の生産性を失っていると推定している。うつ病は生産性の低下（集中力の欠如、身体的・精神的機能の低下、自信の喪失）と社会的機能の低下（社会的引きこもりやコミュニケーション能力の低下）と関連している。

うつ病の人が「役目を果たしていない」のではなく、病気のために機能不全に陥っていることを同僚に理解してもらえない場合、職場で緊張や問題が生じる可能性がある。これにより、うつ病の人はさらに自信と自尊心をなくして現在の雇用を維持できなくなり、時には負のスパイラルに陥ることもある。これは、新しい仕事を見つける機会を減少させるだけでなく、生活のなかでのさらなるストレス要因となり、うつ病が長引いたり再発したりする可能性を高めることになる。二〇一〇年にアメリカで行われた研究によると、うつ病の人は収入が約20％減少し、失業する可能性が7倍近くになることが報告されており、景気後退時にはさらに悪化する。メンタルヘルス・エコノミクス・ヨーロッパ・ネットワークによると、うつ病は長期的な障害と早期退職の主な原因となっている。

経済的損失

経済的負担の大きさが臨床的うつ病をどのように定義するか、境界線をどのように設定するか、またどのような費用が計算に含まれるかによって、うつ病による損失の規模が変わるということを認識しておくことは重要である。

臨床的うつ病の治療にかかる医療費は、他の精神疾患や慢性身体障害に比べてはるかに高額であることが多い。異なる疾患の費用を比較した最初の研究の一つに、一九九六年にイングランドとウェールズのＮＨＳで行われたものがあり、臨床的うつ病の治療費は8億8700万ポンドと推定された。これは高血圧（4億3900万ポンド）と糖尿病（3億ポンド）の両方の治療費を合わせた金額を上回る。二〇一三年にヨーロッパの二十八カ国で4億6600万人を対象に行った研究では、うつ病がヨーロッパで最も費用がかかる脳障害であることが明らかになった（すべての障害のコストの33％を占めている）。この研究では、少なくとも２１００万人のヨーロッパ人がうつ病に罹患し、その相対費用は年間１１８億ユーロ（一人当たり約２７５ユーロ）に上ると推定されている。

通常、健康経済学者が障害にかかる費用を予想する際、治療に必要な資金（すなわち、直接的な医療費や社会的ケア費）に限定した判断を下すことはない。包括的経済評価では、間接的なコストも考慮される。うつ病では、雇用問題に関連する費用（欠勤や疾病就業、病気手当など）、患者の家族や重要な他者が負担する費用（介護のために仕事から離れる時間など）、うつ病に関連した自殺などの早死に起因する費用（いわゆる死亡率費用）などが含まれる。二〇〇〇年にアメリカで行われた研究では、これらをすべて考慮した場合、うつ病の総費用は毎年約８３０億ドルに上ると示された。これは二〇〇一～二〇一二年のアフガニスタン戦争の費用を上回る額である。

うつ病の間接的な医療費が直接的な費用を上回ることは、世界中の研究で一貫して証明されている。たとえば、アメリカの研究では、うつ病の医療費８３０億ドルのうち、治療費は全体の三分の一以下（２６０億ドル）だった。二〇〇五年にイギリスで行われたうつ病の研究では、六カ月間の医療サービスの総費用は一人当たり約４２５ポンドだったが、間接的な費用は一人当たり平均２５７５ポンドだった。興味深いことに、通常、欠勤は疾病就業のコストの約四分の一と推定されている。たとえば、二〇〇七年のアメリカでは、うつ病の労働者の欠勤による生産性低下で、約83億ドルの損失があったのに対し、疾病就業による損失は357億ドルであった。合計すると、うつ病の経済的影響は、欧州のGDPの少なくとも1％に相当すると推定される。

メンタルヘルスと富：メンタル資本の概念

過去三十年の間に、社会の多くが知識やサービスに基づいた経済へと移行している。イギリスの政府系シンクタンク「フォーサイト」やオランダの「トリンボス研究所」など、多くの国際的なグループが、人々は手ではなく頭で仕事をするようになってきていると報告している。フォーサイトの報告書は、今後二十年間に起こる働き方の変化が引き起こす脅威とともに、より広範な人口においてメンタル資本とメンタルヘルスの両方を発展させることの重要性について注意を喚起している（参考9）。たとえば、新たな雇用需要への適応が困難なために、一部でうつ病の罹患率が増加する可能性があると指摘している。また、国家がどのようにメンタル資本を発達させているかによって、その国の経済競争力や繁栄、メンタルヘルス、社会的結束力と包摂力に影響を与えると結論づけている。うつ病が

参考9　メンタル資本とは何か？

イギリスの「*Foresight Report*（フォーサイト・レポート）」によると、メンタル資本という用語は、その人の認知的および感情的な資源を指し、以下の要素を組み合わせたものである。

- 一般的な能力と、学習の柔軟性・効率性
- 社会的スキルやストレス下での回復力を示す「感情的な知性」

この報告書は、個人がどれだけ社会に貢献できているか、また個人的に高い生活の質を体験できているかを示している。

報告書には次のように記載されている。

メンタル資本の概念は、おのずと金融資本の概念を連想させる。精神をこのように考えるのは挑戦的であるとともにごく自然なことでもある。

欠勤や疾病就業の最大の原因であることを考えると、メンタル資本の研究は、うつ病の世界的な影響への関心を、その経済的コストにとどまらず経済的な意義にまで広げているのである。

オランダの学者リフカ・ウィーハイゼンは自身のメンタル資本に関する論文で、これまでは仕事のパフォーマンスには身体的な健康が不可欠とされてきたが、今日では精神的な健康こそが重要であると述べている。また彼女は、新たな働き方に加え、より生産性を高めなくてはならないというプレッシャーが、実際にはストレスや抑うつのレベルを高めている可能性があるとする証拠に注目し、世界の経済大国の人々は昔よりも経済的に裕福になっているにもかかわらず前より不幸に見えるという、いわゆる「幸福のパラドックス」の増加を説明できると主張している。ウィーハイゼンは、経済成長を促すものがメンタルヘルスによいとは限らないが、さらなる経済成長にはメンタルヘルスが不可欠であると指摘している。

イギリスやオランダなどでは、政府がメンタル資本を最大化するための政策を打ち出し、メンタルヘルスの促進に取り組む必要性を強調している。また、職場のメンタルヘルスに対する民間投資や公的投資の必要性も提唱されており、これによって、うつ病を発見するための職場のスクリーニングプログラム、「社内」カウンセリングや治療サービスを提供するスキームなど、いくつかの取り組みが生まれた。また、うつ病に関する認識を高めようとする取り組みも進んでいる。こうした取り組みによって、うつ病患者が治療の利用率を高めるだけでなく、上司がうつ病に関する知識を深め、偏見や汚名を恐れずにうつ病について話し合えるようになることが期待されている。

二〇〇五年、イギリスでは、著名な経済学者であるレイヤード卿がうつ病の経済的損失と経済的意義に関するデータを用いた「*The Depression Report*（うつ病報告書）」を発表し、長期的な経済的負担を軽減するためには、うつ病や不安症の治療に投資する必要があると主張した。レイヤードは、うつ病患者に心理療法を施すための費用は障害者給付金の支払いが減少し（治療後に復職した個人が納める）税収が増加することで、労働年金省が得る金額により完全に相殺されると推定した。そして、不安や抑うつ症状がある人に支払われる一カ月間の障害給付金が約10回分のＣＢＴセッション（約７５０ポンドと見積もられている）の費用に相当することを示すデータを提供している。レイヤードが計算する際に使った仮定にはいくつかの疑問があるが、彼の主張には説得力があり、損失をカバーできる「コストニュートラル」なプログラムに基づくことから、イギリスではうつ病や不安症の患者を初期診療で治療するために、１万人に上る新たな心理療法士の訓練と雇用を実施している。

スティグマとうつ病

うつ病の経済的損失と世界的意義が理解されていくにつれて、早期治療を促す取り組みが新たに浮上している。歴史を振り返ってもわかるが、残念なことに、うつ病は「隠れた障害」のままのことが多い。うつ病患者は雇用主に自身の病気を知られるのを恐れる。たとえば、二〇〇九年にイングランドの組織であるTime to Change（スティグマと闘う団体）が行った調査によると、うつ病などの精神疾患を抱えることを認めると、その人のキャリアが損なわれると国民の92％が回答している。二〇〇五年にアメリカで行われた研究でも類似の結果を示しており、うつ病を抱える25％の人が、うつ病であると認めることで友人関係にも悪影響を及ぼすと考えている。

うつ病患者の多くが、医療制度によりうつ病の汚名を着せられると考えており、その汚名のせいで職場の同僚や友人に拒絶されるのではないかという恐怖をさらに増幅させている。今世紀に入り、オーストラリアのアンソニー・ジョームとその同僚たちは、うつ病患者が自分の問題を医療専門家に話すことを恥ずかしく感じていること、また多くの専門家が自分に否定的な反応をすると考えていることが助けを求めるうえで大きな障壁となっていると繰り返し示してきた。同様の所見は世界中で報告されている。

二〇一〇年に中国で行われた研究では、初期診療で来院したうつ病患者の圧倒的多数が身体的な症状についてしか話さないことが明らかになった。中国の患者は彼らの文化におけるうつ病に対する強いスティグマを恐れ、心理的な問題を抑圧したり、隠そうとしたりしたのではないかと研究者たちは述べている。レイヤードの報告書は、うつ病患者が臨床サービスを受けようとしなかったり、自分が抱える問題のメンタルヘルス上の要素を軽視したりする潜在的な影響を鮮明に示している。この報告書では、長期的なうつ病の人のうち、(症状によって仕事ができなくなった場合でも)効果的な治療を受けているのは50%未満であることを明らかにしており、先進国だけでなく発展途上国のうつ病の症例でもこれと同様の傾向が見られる。

うつ病に関連した社会的なスティグマが未だに存在することは、数多くの研究で確認されている。イギリスの社会精神科医グラハム・ソニクロフトによると、スティグマに取り組むためには、知識の問題(無知)、態度の問題(偏見)、行動の問題(差別)という三つの重要な要素を考慮する必要があるという。イギリスでは「Defeat Depression」、オーストラリアでは「Beyondblue」、アメリカでは「Depression Awareness, Recognition and Treatment(DART)」など、各国で行われている全国的なキャンペーンはすべて、臨床医の介入と一般の人々の意識を高める試みを組み合わせたものである。また、Beyondblue

は、若者にうつ病に関する教育と支援を受ける方法についての情報を提供するためにウェブサイトを開設している。

ニュージーランドの保健相は、独自の全国キャンペーンを開始する前に、他国のキャンペーンで効果的だったものと効果がなかったものについての興味深いレビューを行った。そこでは、うつ病予防プログラムによって、うつ病の症状が11%改善できると主張し、メディア活用(大衆紙やテレビなど)の効果を評価するのは困難だが、著名なスポーツ選手や有名人がうつ病の経験を語る広告により、一般の人々の意識が変化したと指摘している(すべての国ではないが)。この報告書は、成功したスティグマ対策キャンペーンの最も重要な要素に関する有益な洞察を与えるものである(参考10)。

参考10　公衆衛生キャンペーンへ情報を提供する目的で、2005年にニュージーランドで実施されたうつ病キャンペーンのレビュー

人々が健康に対する態度や行動をどのように変化させるか、どの行動がうつ病のよりよい転帰につながるかについての証拠をレビューした。その結果、うつ病に対する行動意欲に関連する以下のような知識、信念、態度が明らかになった。

- うつ病の症状に関する知識
- 修正可能なうつ病のリスク因子の知識
- 助けを求めることへの自信
- 医療従事者（およびその役割）に対する知識と態度
- 自助努力や効果的な治療法についての知識と心構え
- 家族や友人の自助努力、助け合い、治療に対する知識と態度
- うつ病に対する社会の態度

スティグマがうつ病患者にどのような影響を与えるかを検討する際に考慮すべき最後の問題は、自分がうつ病のエピソードをもっているからといって、地域社会や文化、または集団全体がもつうつ病に対する否定的な見解を自分が捨てられるわけではないということだ。また、うつ病を経験する前からうつ病は個人的な弱さの表れだと考えていた可能性もある。こうしたことが、自己偏見を助長して恥ずかしいと感じたり、自分の問題を認められなかったり、有益な治療を拒否したりすることにつながるのである。

うつ病と創造性

うつ病と創造性との関連性は古代から議論されており、紀元前四世紀にはアリストテレスが「哲学、詩、芸術の分野で優れた人は皆、なぜメランコリックなのか」と述べている。現代では、気分障害の分野で著名な研究者であるケイ・ジャミソンがこのテーマについて幅広い執筆を行い、『*Touched with Fire*（炎に触れた）』という本を出版した。ジャミソンは、気分障害とアーティストや作曲家、作家の関連性を理想化したり誇張したりするのはよくないが、精神障害に潜在する肯定的な側面を無視してはならないと指摘している。

うつ病や双極性障害を経験したとされる歴史上の創造的な芸術家の名を連ねると、長く印象的な名簿になる。たとえば、詩人や作家には、ウィリアム・ブレイク、バイロン卿、ジョン・キーツ、ロバート・ローウェル、シルヴィア・プラス、エドガー・アラン・ポー、メアリー・シェリー、ロバート・ルイス・スティーヴンソン、レフ・トルストイ、マーク・トウェイン、ヴァージニア・ウルフ、芸術家にはミケランジェロ、エドヴァルド・ムンク、ジョージア・オキーフ、フィンセント・ファン・ゴッホ、音楽家にはモーツァルト、ヘンデル、シューマンからチャールズ・ミンガスまでが含まれている。ハーバード大学のジョセフ・シルドクラフトなど、多くの研究者が創造性と気分障害が関連する可能性を追究しており、シルドクラフトは、New York School of Abstract Expressionist（ニューヨーク抽象表現派スクール）というアメリカの画家グループに所属する人の精神的健康問題とつなぎ合わせようとした。アメリカ精神医学雑誌で発表された「*Creativity's Melancholy Canvas*（創造性のメランコリックなキャンバス）」と呼ばれる研究では、15人の画家のうち6～8人がおそらくうつ病や躁うつ病の病歴をもっていることが明らかになった。また、何人かは薬物を使用したり、アルコールを同時に過剰摂取したりしており、さらにグループのうち4人は早逝していた。ゴーリキーとロスコは自殺し、ジャクソン・ポロックとデイヴィッド・スミスは無謀な車の運転で死亡した（これは自殺の意図があったという説もある）。

　興味をそそる小規模な研究はあるが、創造性とうつ病の強固な関連性を証明するものではない。創造性とうつ病の関連性を科学的に研究するためには、まず創造性を定義する必要がある（たとえば、辞書では「独創的な思考や表現の結果として生じる創造的な能力」とされている）。次に、創造的な人のサンプルを選択する方法を見つけ、気分障害を経験した人の割合をそのサンプルのなかからはじき出すために、うつ病や双極性障害を認識する基準を確立しなくてはならない。最後に、創造的なサンプルにおいて、気分障害の割合が増加しているかどうかを実証するためには、対照群が必要となる。たとえば、創造的とはみなされない一般的なメンバー（理想的には同じ平均年齢、同じような教育経験、創造的グループと同じ性別の分布を示すもの）である。これらの方法のいくつかを適用して、「創造的な人々の気分障害は、私たちが思う以上に頻繁に起こっているのだろうか」という疑問に答えようする研究発表があるのも興味深い。

創造性と気分障害に関する研究で最も知られているものは、アメリカで行われた一九八〇年代のナンシー・アンドレアセンの研究と一九九〇年代のアーノルド・ルートヴィッヒの研究である。アンドレアセンは、30人の作家（男女）と30人の対照被験者（年齢と性別が適合するもの）を研究した。一方、ルートヴィッヒの研究では、59人の女性作家（全員が同じ会議に出席していた）と59人の女性「非作家」を対照群として比較した。これら二つの研究は比較的小規模だが、どちらも調査対象となった作家の約20～50％に何らかの気分障害があったことを示している。さらに、対照群と比較し、作家はうつ病を3倍、双極性障害を4倍の確率で発症していた。また、アンドレアセンは、作家には創作活動を行う親族が多く、気分障害の既往歴があることも指摘している。

しかし、これらの研究からは、気分障害を誘発しやすいという要素が平均よりも創造的であるという予測につながるかどうかはわからない。これを突き止めるため、科学者たちは、より創造性を高めうる構成要素が何なのかを特定し、気分障害になる人の特徴にもその要素が当てはまるかどうかを確認しようとしている。グッドウィンとジャミソンの教科書『*Manic-Depressive Illness*（躁うつ病）』によると、創造性と気分障害に見られる要素のなかで最も重複しているのは、気質（または人格の型）、思考スタイル（認知的要因）、そして周期的な気分の変化である。たとえば、軽躁状態にある人の場合、思考のスピードが速くなり、より頻繁に異なる思考と思考の間に広範囲なリンクを張り巡らせたり、ある程度の抑制（自分の周りをより意識するようになるという意味）を示したり、エネルギーが増えたり、必要な睡眠時間が減ったりするかもしれない。これらがすべて同時に発生することにより、ほかの人よりも高い創造性を発揮できるようになる。軽躁状態の経験が創造性を促進することは明らかだが、うつ病経験が創造性にどう役立つかという点は明確ではない。またヴァージニア・ウルフのような文学者が述べているように、落ち込んでいるときは執筆活動ができないという報告も広範囲で見られる。興味深いことに、これは全員に共通する経験ではないようで、作家を対象とした調査では、30％の人が、実際に気分が悪化したのは創造性を高める活動をする直前であると答えた。また、アーティストや作家の大半は、自分が本来もつ能力を超えて創造性を広げるためには、深く強い感情や気分をもつことが重要だと認めている。ケイ・ジャミソンが述べたように、うつ病や躁病の経験は、「特定の洞察力やエネルギーレベルに変化をもたらし、それによりもともと創造的な人々の創造性をさらに高めるかもしれない」。

次に考慮すべき問題は、重度の気分障害のエピソードにより、さらに優れた創造性が見込めるのか、それとも創造性を発揮することができなくなるのかという点である。残念ながら、何世紀にもわたって書かれた文献を見ると、後者のほうが多く当てはまることがわかる。たとえば、ルネサンス時代には、優秀な「正気のメランコリック」の人と創造的な才能を発揮できない心神喪失の人とが区別されていた。重度のうつ病になると、身体的・精神的活動が鈍り、書くことも描くことも作曲することもできなくなり、重度の躁状態になると、逆に創造的なアイデアが理解できないほど混乱してしまい、カオスに陥ってしまうようだ。

ここまでの情報では、極端に短期間や長期間の気分障害ではなく、中程度の期間の気分障害であれば、創造的なプロセスを促進できるといえるのかもしれない。そのため、創造的な人々にとって治療は助けになるのか、または妨げになるのかという判断も重要である。ケイ・ジャミソンが行ったアイルランドとイギリスの作家を対象にした研究では、多くの作家が気分障害の治療を受け、薬の服用よりも心理療法を受けていたという結果が出ている。これは、作家や芸術家は投薬によって創造的なプロセスが損なわれることを懸念する傾向にあることを裏付けるものである。このことを調べるため、モーゲンス・ショウ

（リチウムを日常的な治療に導入したことで有名な精神科医）は、24人の芸術家や作家を対象に小規模な研究を行い、一九七〇年代後半にリチウムを処方される前と処方された後の創作活動の成果を比較した。この研究では、12人（50％）が実際に生産性の向上を報告したが、6人は変化がなかったと報告した。残りの6人（25％）はリチウム治療によって創造性が低下したと報告し、そのうちの4人はリチウムの服用を継続することを拒否した。このような小規模な研究で確定的な答えを出すことは決してできないが、治療が大多数の人の創造性を損なわなかったという点は興味深い。

これまでにわかったことを要約すると、気分障害をもつ人の大多数は、同世代のその他の人と比較してより創造的であるとはいえない。さらに、創造的な人のほとんどは気分障害を患っていない。しかし、気分障害を患っている創造的な人のなかには、激しい感情状態や思考プロセスの変化といった気分障害の症状のいくつかが創造性を新たなレベルに引き上げていると考えられる人もいる。図11（184ページ）はこうした人に対する治療法を描いたものだが、これが正しいかどうかはあなたの判断にお任せする。

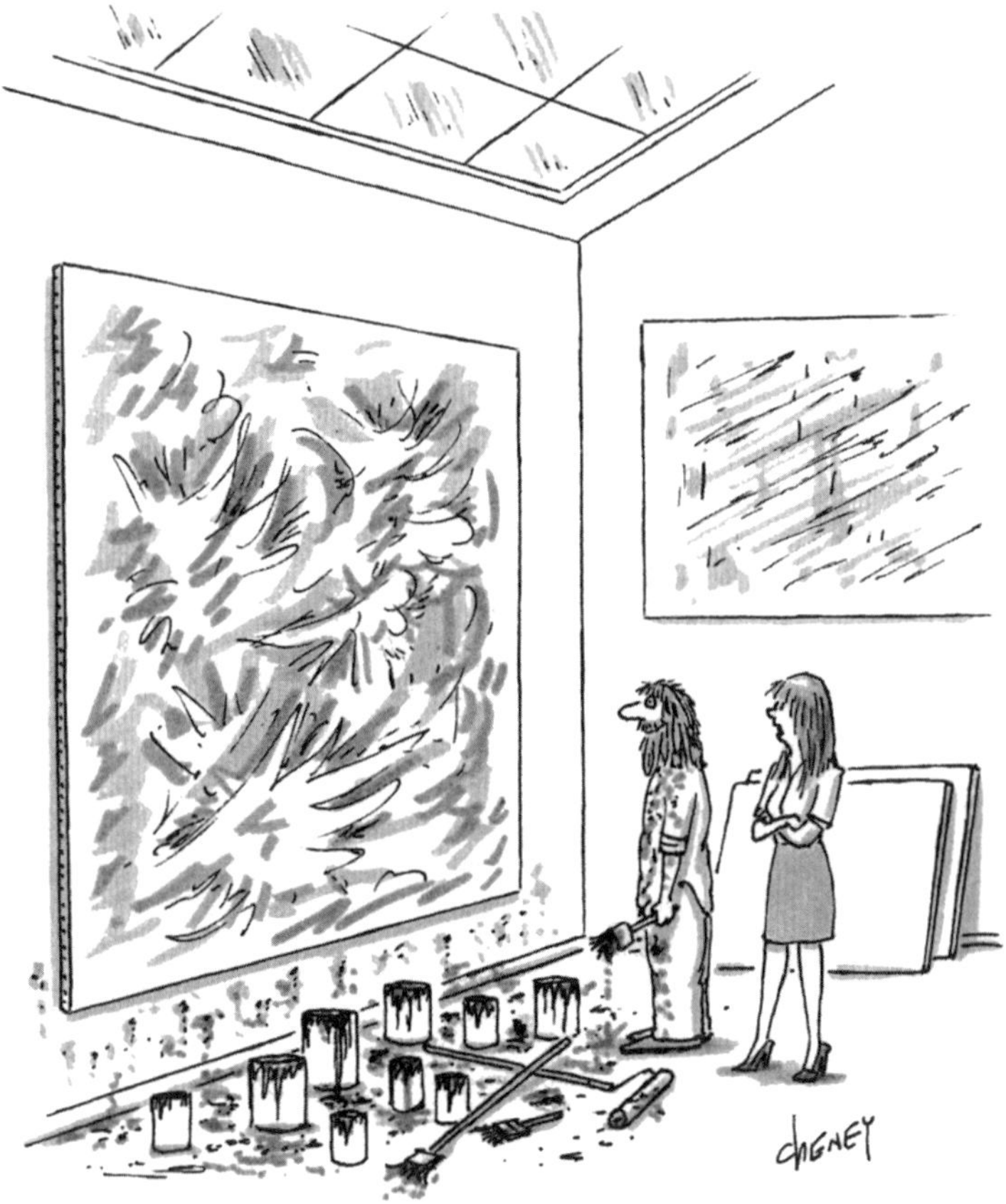

"More lithium."

図11　リチウムをもっと

参考文献

第１章　メランコリア小史

Berrios, G. E. 2004. *The History of Mental Symptoms.* Cambridge: Cambridge University Press.

Jackson, S. W. 1986. *Melancholia and Depression; From Hippocratic Times to Modern Times.* New Haven: Yale University Press.

Redden, J. 2000. *The Nature of Melancholy: From Aristotle to Kristeva.* Oxford: Oxford University Press.

第２章　現代のうつ病の診断と分類

Goodwin, F. K., and Jamison, K. R. 2007. *Manic Depressive Illness and Recurrent Depression.* 2nd edition. Oxford: Oxford University Press.

Porter, R. 1987. *Mind-Forg'd Manacles: A History of Madness in England from the Restoration to the Regency.* Cambridge, Mass.: Harvard University Press.

Storr, A. 1989. *Freud: A Very Short Introduction.* Oxford: Oxford University Press.

第３章　どんな人がうつ病になるのか？

Goldberg, D. 2010. The detection and treatment of depression in the physically ill. *World Psychiatry*, 9: 16-20.

Marland, H. 2003. Disappointment and desolation: women, doctors and interpretations of puerperal insanity in the nineteenth century. *History of Psychiatry*, 14: 303-20.

WHO Health Evidence Network (HEN) Report. 2012. For Which *Strategies of Suicide Prevention is there Evidence of Effectiveness?* Copenhagen: World Health Organization.

第４章　うつ病のモデル

Beck, A. T., 1979. *Cognitive Therapy and the Emotional Disorders.* London:

Penguin Books.
Brown, G. W., and Harris, T. O. 1978. *Social Origins of Depression: A Study of Psychiatric Disorder in Women*. London: Tavistock Publications.
Caspi, A. 2003. The influence of life stress on depression. *Science*, 301/5631: 386-9.
Crawford, M., Thana, L., Farquharson, L., Palmer, L., Hancock, E., Bassett, P., Clarke, J., and Parry, G. 2016. Patient experience of negative e.ects of psychological treatment: results of a national survey. *British Journal of Psychiatry*, 208: 260-5.
Hirschfeld, R. M. 2000. History and evolution of the monoamine hypothesis of depression. *Journal of Clinical Psychiatry*, 61, Suppl. 6: 4-6.
Maniam, J., Antoniadis, C., and Morris, M. 2014. Early-life stress, HPA axis adaptation, and mechanisms contributing to later health outcomes. *Frontiers in Endocrinology*, 5: 73.

第５章　治療法の進化

Cade, J. 1949. Lithium salts in the treatment of psychotic excitement. *Medical Journal of Australia*, 2: 349-52.
Lopez-Munoz, F., and Alamo, C. 2009. Monoaminegic neurotransmission: the history of the discovery of antidepressants from 1950s until today. *Current Pharmaceutical Design*, 15: 1563-86.
National Institute of Health. 2010. *Fact Sheet on the Human Genome Project*. Bethesda, Md: NIH.
Shorter, E. 1997. *A History of Psychiatry: From the Era of the Asylum to the Age of Prozac*. New York: John Wiley & Sons.
Teasdale, J., Williams, J., and Segal, Z. 2014. *The Mindful Way Workbook: An 8-Week Program to Free Yourself from Depression and Emotional Distress*. London: Guilford Press.

第６章　現在の論争，今後の方向性

Astin, J. 1998. Why patients use alternative medicine. *Journal of the American Medical Association*, 279: 1548-53.
Caron, M., and Gether, U. 2016. Structural biology: antidepressants at

work. *Nature*, 532/7599: 320-1.

Goldacre, B. 2007. A kind of magic? *The Guardian*, 16 November 2007.

Jabr, F. 2011. Cache cab: taxi drivers' brains grow to navigate London's streets. *Scientific American*, 8 November.

Schatz, C. J. 1992. The developing brain. *Scientific American*, 267: 60-7.

第７章　現代社会のうつ病

Foresight Group. 2008. *Mental Capital & Well-Being: Making the Most of Ourselves in the 21st Century*. London: Government Office for Science.

Gore, F., Bloem, P., Patton, G., Ferguson, J., Joseph, V., Co.ey, C., Sawyer, S., and Mathers, C. 2011. Global burden of disease in young people aged 10-24 years: a systematic analysis. *Lancet*, 377/9783: 2093-102.

Jamison, K. 1993. *Touched with Fire*. New York: Free Press Paperbacks.

Layard, R. 2005. The Depression Report: *A New Deal for Depression and Anxiety Disorders*. London: London School of Economics & Political Science.

Murray, C., and Lopez, A. 1996. *The Global Burden of Disease: A Comprehensive Assessment of Mortality and Disability from Diseases, Injuries, and Risk Factors in 1990 and Projected to 2020*. Cambridge, Mass.: Harvard University Press on behalf of the World Health Organization.

■著者

メアリー・ジェーン・タッキ／Mary Jane Tacchi

イギリスの国民保険制度NHSの組織メンタルヘルス・トラストの顧問精神科医。ニューカッスルで危機評価と在宅療養チームを推進し，2002年，年間優秀勤務医賞を受賞。

ジャン・スコット／Jan Scott

ニューカッスル大学精神医学教授。国際的に認知されている気分障害の研究者であり，うつ病と双極性障害の新しい治療法を開発した。国際認知療法アカデミーの創設メンバーとして名高い。

■監訳者

稲田 健／いなだ・けん

東京女子医科大学医学部精神医学講座准教授。北里大学大学院医療系研究科博士課程修了。医学博士。日本精神神経学会専門医。精神保健指定医。精神科薬物療法を中心に，病気のメカニズムなど神経科学についても日々勉強中。主な著書に『本当にわかる精神科の薬はじめの一歩』(羊土社)などがある。

■訳者

大庭 有美／おおば・ゆみ

1989年オーストラリア移住。ニューサウスウェールズ大学医療科学士号取得。医療研究員や自閉症幼児セラピストなどを経て，シドニーの日系並びに現地メディアでバイリンガルライター・翻訳・通訳者として活動している。

林 カオリ／はやし・かおり

文筆家・編集者・翻訳エディター。合同会社パブリスプラス代表。関西学院大学社会学部卒。15年の豪州生活で身につけた語学力と国際的視野を生かし，書籍・新聞・雑誌など，多分野で執筆・編集活動を行う。

サイエンス超簡潔講座 うつ病

2021年3月15日発行

著者　メアリー・ジェーン・タッキ　ジャン・スコット

監訳者　稲田 健

訳者　大庭 有美　林 カオリ

翻訳，編集協力　有限会社ルーベック

編集　道地恵介

表紙デザイン　岩本陽一

発行者　高森康雄

発行所　株式会社 ニュートンプレス

〒112-0012　東京都文京区大塚 3-11-6

https://www.newtonpress.co.jp

ISBN 987-4-315-52339-3
